实用中医微针疗法手册

郭长青◎编著

中国健康传媒集团

中国医药科技出版社

内容提要

本书全面、系统地介绍微针疗法当代发展成果。全书共分6章，详细而扼要地阐述了头针、眼针、面针、耳针、鼻针、人中针、口针、舌针、胸穴指压疗法、腹针、脐穴疗法、颈针、背俞针、脊针、手针、足针、腕踝针、尺肤针法、第二掌骨侧针法及全息律针法的源流发展、理论基础、解剖、穴位定位、诊断方法、配穴方法、适应证、操作方法与注意事项，以及临床研究等。本书图文并茂、实用性强，可供中医医、教、研人员，院校学生，特别是针灸医师参考。

图书在版编目（CIP）数据

实用中医微针疗法手册 / 郭长青编著 . — 北京：中国医药科技出版社，2020.10
ISBN 978-7-5214-1998-6

Ⅰ.①实… Ⅱ.①郭… Ⅲ.①针灸—手册 Ⅳ.①R245-62

中国版本图书馆CIP数据核字（2020）第167629号

美术编辑	陈君杞
版式设计	南博文化

出版　**中国健康传媒集团** ｜ 中国医药科技出版社

地址　北京市海淀区文慧园北路甲22号

邮编　100082

电话　发行：010-62227427　邮购：010-62236938

网址　www.cmstp.com

规格　710×1000mm $\frac{1}{16}$

印张　12$\frac{3}{4}$

字数　213千字

版次　2020年10月第1版

印次　2020年10月第1次印刷

印刷　北京市密东印刷有限公司

经销　全国各地新华书店

书号　ISBN 978-7-5214-1998-6

定价　**45.00元**

获取新书信息、投稿、为图书纠错，请扫码联系我们。

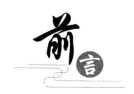

中医学认为人体是一个有机的整体，由气、血、津液、脏腑及经络等构成，这些组成部分在结构上紧密联系，功能上协同合作，病理变化中相互影响。通过人体的某一器官或特定部位进行诊断和治疗人体多种疾病的针灸疗法称为微针疗法。它包括头针、眼针、面针、耳针、鼻针、人中针、口针、舌针、胸针、颈针、腹针、背俞针、夹脊针、手针、足针、腕踝针、尺肤针、第二掌骨侧针等。

"微针疗法"早在《内经》中就有记载，经过历代医家的经验积累，至近代诸多医者从理论到临床已进行了丰富的研究和总结，使之有了较大发展，微针已自成体系。它的方法简单，疗效可靠，作用迅速，适应病症广泛。

为推进健康中国，提高人民健康水平，党的十八届五中全会战略制定了《健康中国"2030"规划纲要》，提出健康是促进人的全面发展的必然要求，是经济社会发展的基础条件。微针因其可靠的疗效、简便的操作，于临床广泛应用，为全民健康做贡献。

本书通过介绍"微针疗法"各个针法的源流发展、理论依据、解剖、穴位定位与主治、配穴方法、适应证、操作方法与注意事项、临床研究（临床报道、临床验案）等几方面内容，系统地论述了微针疗法的基本内容和临床应用。

本书参与编写者还有马惠芳、刘乃刚、芮娜、陈幼楠、张若若、刘荣、王彤、王春久、杨雪、陈烯琳、江丹，在此表示感谢。

郭长青

2020 年 5 月

目录

第一章 头针 眼针 面针

第一节 头 针

头针是针刺头皮上的特定区域以治疗疾病的一种方法，又称头皮针疗法或头穴透刺疗法。

一、源流发展

针刺头部治疗疾病的方法，在我国已有数千年的历史，历代医家对头部腧穴的位置、数目、功能和主治范围都有整理记载。但是，头针疗法作为一种专门疗法问世，则是在20世纪50年代初至70年代。当时浙江、陕西、山西、上海等地的一些针灸工作者，相继对头皮某些腧穴和穴区进行探索，发现针刺头皮某些特定部位，对脑和身体其他部位的疾病有治疗作用。其中，陕西方云鹏提出"伏像"和"伏脏"学说，即沿前额部、冠状缝、矢状缝、人字缝为对应人体的头部、上肢、躯干、下肢的伏像；自前额正中的向额角方向延伸，为依次代表上焦、中焦、下焦的伏脏投影。山西焦顺发根据大脑皮层功能定位与头皮的空间对应关系，在头皮上确定16个刺激区，即运动区（包括言语一区）、感觉区、舞蹈震颤控制区、血管舒缩区、晕听区、言语二区、言语三区、运用区、足运感区、视区、平衡区、胃区、肝胆区、胸腔区、生殖区、肠区。上海汤颂延则根据中医基础理论和经络学说，将额顶、顶枕发际头皮分成前、后二部分，前属阴、后属阳，并分别确立点、线、面（区）等治疗穴区，如三角区、血线等。陈克彦将头针疗法纳入中医理论体系之中，使刺激区与传统的经络穴位相结合，并且把徐疾补泻、提插补泻等手法运用到头针施术中去。头针疗法问世以后，很快在国内推广运用，并传播到国外，逐渐成为某些国家和地区临床医生常用的一种治疗方法。为了适应国际头针疗法的学术交流和促进其进一步发展，在传统的针灸医学基础上，按照按区定穴，联穴成线，以线归经的原则，

《中国头皮针穴名标准化方案》于1984年5月在世界卫生组织西太区针灸穴名标准化会议上通过。制订方案并不妨碍头针疗法的进一步研究和发展，朱明清在方案基础上又补充了5条治疗线，使之更为完善。

二、理论基础

"头者，精明之府"，经络集中，腧穴密布，与脑髓、脏腑、气血有密切联系。头皮是头面标结穴区之一，"十二经脉，三百六十五络，其血气皆上于面而走空窍"。其中，足太阳膀胱经"上额、交巅……从巅入络脑"；手少阳三焦经"系耳后，直上出耳上角"；足少阳胆经"上抵头角、下耳后"；足阳明胃经"循发际至额颅"；足厥阴肝经"上出额与督脉会于巅"；督脉"上至风府入属于脑，上巅"；阳跷绕头，"在项中两筋间入脑"；阳维脉绕头"会哑门、风府，复入风池"，亦通脑。此外，十二经别和十二经筋中，分布于头部者亦多。如手少阳经别，"指天，别于巅"；足太阳之筋"结于枕骨，上头下颜"；足少阴之筋"结于枕骨"；手阳明之筋"上左角，络头，下右颔"。十二经别中的阳经经别在颈部合于本经，上达于头部；十二经别中的阴经经别在颈部合于其相表里的经脉，上达于头。头是气街所在部位，通过气街的作用，经气内止于脑，构成了头皮与脑髓的紧密联系，因此分布于头的经别、经筋、经脉都直接或间接地与脑联系。头脑又是脏腑精气汇聚的部位，正如《灵枢·大惑论》中所云："五脏六腑之精气，皆上注于目而为之精……上属于脑"，它们在生理上密切相关，病理上相互影响。同时，头皮选区治疗脑源性疾患，针刺作用直趋病所，符合"近部选穴"原则。

大量实验结果表明，针刺头部穴区对皮层功能有调节作用，可以改善脑血流图，有舒缩血管，改善血管弹性，加强心肌收缩力和降低血液黏度，改善肢体的运动感觉等功能。有人认为刺激头皮对机体的深感觉和位置觉有较好的调节作用，有待于进一步探讨研究。

三、头皮解剖

头皮可分为五层：

皮层：头皮的皮层较厚实，血运很丰富。

浅筋膜层：主要由许多致密的短纤维束和填充在其间的脂肪粒所组成，因此它的伸缩性很小。头皮的主要血管和神经都分布于此层。

帽状腱膜层：由坚韧的纤维组织所构成，其四周与扁平的颅盖肌直接和间接地相连接，并借此覆盖在颅骨之上。

蜂窝组织层：是由疏松的纤维组织所构成。它与其上的帽状腱膜层和它下面的骨膜层，都只有很不牢固的联系。

骨膜层：亦称颅骨外衣。

皮层、浅筋膜层和帽状腱膜层紧密相连，针刺在该三层之间不仅疼痛明显，而且阻力大，不易进针。所以一般应将针刺在帽状腱膜层下的蜂窝组织层。

颅顶骨，属于扁骨。前方为额骨，后方为枕骨，在额、枕骨之间，是左、右顶骨。两侧前方小部分为蝶骨大翼，后方大部分为颞骨。颅顶各骨之间，以骨缝相结合。

头皮血管丰富，并且互相吻合，特别在浅筋膜层，血管壁与纤维组织粘连甚紧，损伤后不易收缩，因此头针较体针易出血。

大脑皮层的功能定位：

中央前回和旁中央小叶：主要管理躯体之随意运动。其功能分布像一个倒挂半侧人体，脚在上，上肢在中间，头在下。损伤后出现局限性主动运动障碍，如单肢瘫痪等。

中央后回：为一般痛温觉、触觉分析器，是感觉高级中枢。其功能分布基本上与中央前回相似。损伤后出现感觉异常。

颞上回中部：皮层听觉分析器。损伤时可出现耳鸣、眩晕、听力下降。

缘上回：运用分析器，调节人体的综合性运动。损伤时不能做解扣子、挖耳朵等精细的工作，即称失用症。

布罗卡区：其功能与口、舌、咽、喉诸肌肉运动有关。此区单纯损害后表现为能理解他人语意，但不能用语言表达本人心意，即运动性失语。

角回：书写文字符号的视觉分析器，与复杂感觉有关。损伤时常出现失去理解字和词义的能力，但无视觉障碍，称为命名性失语或失读症。

颞上回后部：语言信号听觉分析器，能检查自己和理解别人发言的含义。损伤时不能理解他人的言意和词意，但能听到声音，即称感觉性失语症。

距状裂上下缘（楔回、舌回）：皮层视觉分析器。刺激性损害，产生视幻觉；破坏性损害，产生皮层性视力障碍。

四、穴位定位与主治

头针穴位方案在我国主要有两种，前一种是焦氏所创制的头针刺激区（即表1-1所示），另一种是于1984年5月世界卫生组织西太区针灸穴名标准化会议上通过的《中国头皮针穴名标准化方案》中的头皮标准线。

（一）头针刺激区

头针疗法是将中医针灸学理论与西医学的大脑皮层定位理论相结合，在大脑皮层相应的头皮投射区针刺以治疗疾病。为了便于确定刺激区，根据头颅外的一些标志，设有两条标定线。

前后正中线：眉间和枕外隆凸顶点下缘的连线（图1-1）。

眉枕线：眉中点上缘和枕外隆凸尖端的头侧面连线（图1-1）。

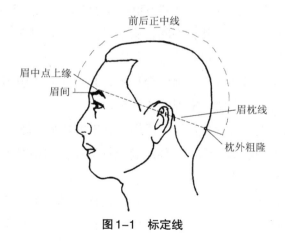

图1-1　标定线

头皮刺激区共有16个，其定位和主治，详见（表1-1、图1-2~6）。

表1-1　头针刺激区的部位和主要适应证

刺激区		部位	主要适应证	备注
上 1/5 中 2/5 下 2/5	运动区	上点在前后正中线中点后0.5cm处，下点在眉枕线和鬓角前缘相交处，两点连线即是。根据临床使用又把运动区分为5个等份	对侧下肢瘫痪 对侧上肢瘫痪 对侧面神经麻痹、运动性失语、流口水、发音障碍	见图1-2
上 1/5 中 2/5 下 2/5	感觉区	运动区平行后移1.5cm	对侧腰腿痛、麻木、感觉异常、后头痛及耳鸣 对侧上肢疼痛、麻木、感觉异常 对侧面部麻木、疼痛、偏头痛、颞颌关节炎等	见图1-3
舞蹈震颤控制区		运动区平行前移1.5cm	对侧肢体不自主地运动和震颤	见图1-3
血管舒缩区		舞蹈震颤控制区平行前移1.5cm	原发性高血压及皮层性浮肿	见图1-3
晕听区		从耳尖直上1.5cm处，向前后各引2cm的水平线	同侧头晕、耳鸣、内耳性眩晕、皮层性听力障碍、幻听	见图1-3
言语二区		从顶骨结节引一与前后正中线之平行线，从顶骨结节沿该线向后2cm处往下引3cm	命名性失语	见图1-3
言语三区		晕听区中点向后引4cm长的水平线	感觉性失语	见图1-3
运用区		从顶骨结节向乳突中部引一直线，该线夹角为40°的前后两线，其长各3cm，此三线即是	对侧失用症	见图1-3
足运感区		在感觉区上点后1cm处旁开前后正中线1cm，向前引3cm长的平行线	对侧腰腿痛、麻木、瘫痪。针刺双侧治疗小儿夜尿、皮层性尿频、皮层性排尿困难、皮层性尿失禁、脱肛。针双侧配双侧生殖区治疗急性膀胱炎引起的尿频、尿急，糖尿病引起的烦渴多饮多尿，阳痿、遗精、子宫脱垂、过敏性结肠炎或一些疾病引起的腹泻。针刺双侧配双侧胸腔区对风湿性心脏病引起的尿少也有一定疗效，针刺双侧配双侧感觉区上2/5，对颈椎、腰椎增生综合征、斑脱、接触性皮炎、神经性皮炎及严重失眠等症均有一定疗效	见图1-4

续表

刺激区	部位	主要适应证	备注
视区	从旁开前后正中线 1cm 的平行线与枕外隆凸水平线的交点开始，向上引 4cm	皮层性视力障碍、白内障等	见图 1-5
平衡区	沿枕外隆凸水平线，旁开前后正中线 3.5cm，向下引垂直线 4cm	小脑损害引起的平衡障碍	见图 1-5
胃区	由瞳孔中央向上引平行于前后正中线的直线，从发际向上取 2cm 即是	急慢性胃炎，胃、十二指肠溃疡引起的疼痛	见图 1-6
肝胆区	从胃区下缘开始，往下引 2cm 和前后正中线平行之线	肝胆病引起的右上腹部疼痛	
胸腔区	从胃区与前后正中线间发际的中点取一平行线，上、下各 2cm	过敏性哮喘、支气管炎、心绞痛、胸部不适、阵发性室上性心动过速、气短	见图 1-6
生殖区	从额角向上引平行于前后正中线的 2cm 直线即是	功能性子宫出血等，配双侧足运感区治疗急性膀胱炎引起尿频、尿急，糖尿病引起的烦渴、多饮多尿，阳痿、遗精、子宫脱垂	见图 1-6
肠区	从生殖区下缘开始，往下 2cm 与前后正中线相平行线	下腹部疼痛	

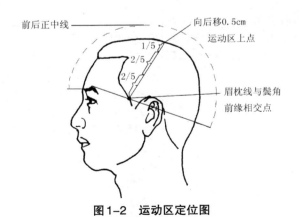

图 1-2　运动区定位图

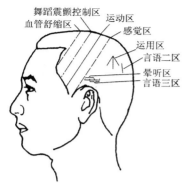

图1-3 刺激区侧面图

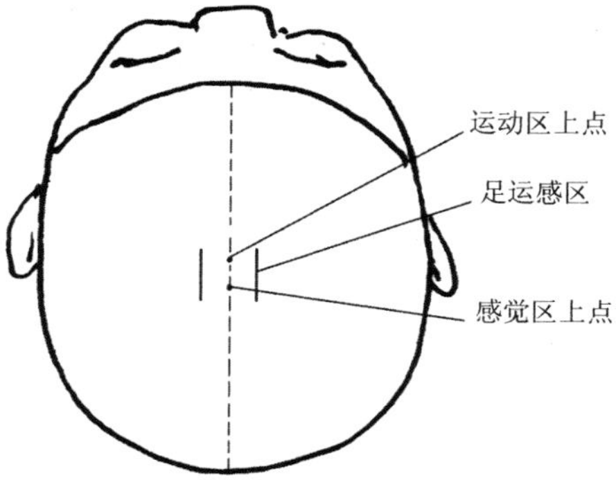

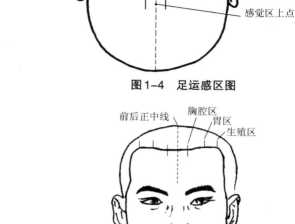

图1-4 足运感区图

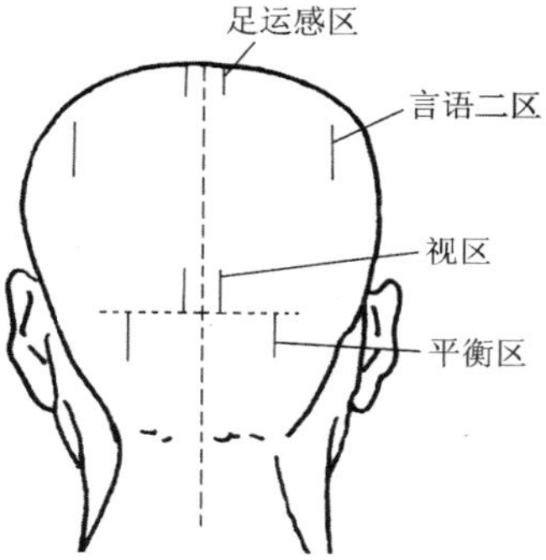

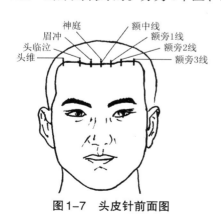

图1-5 刺激区后面图

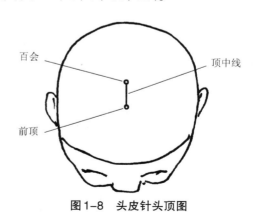

图1-6 额部刺激区图

（二）头皮标准线

头皮标准线是以中医学理论为基础，按照"按区定穴，联穴画线，以线归经"的原则制订的。分为4个区、14条线（图1-7、8、9、10、11）。

图1-7 头皮针前面图

图1-8 头皮针头顶图

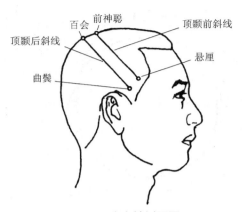

图1-9 头皮针侧面图

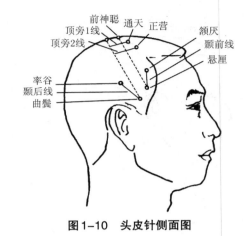

图1-10 头皮针侧面图

1. **额中线** 在额部正中发际内，自发际上5分处即神庭穴起，向下刺1寸（同身寸，下同）。主治神志病，头、鼻、舌、眼、咽喉病等，如神昏、失眠、头痛、鼻塞、目赤、咽痛。属督脉。

2. **额旁1线** 在额部，位于额中线外侧，直对眼内角（目内眦），自发际上0.5寸处即眉冲穴起，向下刺1寸。主治肺、心等上焦病症，如咳嗽、胸痛、感冒、气喘、失眠、眩晕、心悸怔忡、胸痹心痛等。属足太阳膀胱经。

3. **额旁2线** 在额部，位于额旁1线外侧，直对瞳孔，自发际上5分处即头临泣穴起，向下刺1寸。主治脾、胃、肝、胆等中焦病症，如胃痛、脘痞、泄泻、腹胀、胁痛等。属足少阳胆经。

4. **额旁3线** 在额部，位于额旁2线外侧，直对眼外角，在头维穴内侧0.75寸处（即本神穴与头维穴之间）发际上5分处，向下刺1寸。主治肾、膀胱等下焦病症，如遗精、阳痿、癃闭、尿频、遗尿等。属足少阳胆经和足阳明胃经。

5. **顶中线** 在头顶部，位于前后正中线上，自百会穴至前顶穴。主治腰腿足病症，如瘫痪、麻木、疼痛，及脱肛、阴挺、小儿遗尿、尿频、眩晕、头痛等。属督脉。

6. **顶颞前斜线** 在头部侧面，头顶至头颞部，自前神聪穴起至悬厘穴的连线。主治运动功能障碍病症如瘫痪等，可将全线分为5等份，上1/5治下肢瘫痪，中2/5治上肢瘫痪，下2/5治面瘫、运动性失语、流涎。该治疗线贯穿督脉、足太阳膀胱经和足少阳胆经。

7. **顶颞后斜线** 在头部侧面，头顶至头颞部，位于顶颞前斜线之后，与之相距1.5寸，即自百会穴起至曲鬓穴的连线。主治感觉功能障碍病症，如疼痛、麻木、瘙痒等，可将全线分为5等分，上1/5治下肢感觉异常，中2/5治上肢感觉异常，下2/5治头面部感觉异常。该线贯穿督脉、足太阳膀胱经和足少阳胆经。

8. **顶旁I线** 在头顶部，位于顶中线外侧，与之相距1.5寸，即自通天穴起沿经向后刺1.5寸。主治腰腿足病症，如下肢瘫痪、麻木、疼痛等，临床常与顶中线、顶颞前斜线上1/5配合应用。属足太阳膀胱经。

9. **顶旁2线** 在头顶部，位于顶旁1线外侧，与之相距0.75寸，即自正营穴起沿经向后刺1.5寸。主治肩臂手病症，如上肢瘫痪、麻木、疼痛等，临床常与顶颞前斜线中1/3配合应用。属足少阳胆经。

10. **颞前线** 在头颞部鬓发内，自颔厌穴至悬厘穴的连线。主治偏头痛、运动性失语、周围性面瘫及口腔病症等。属足少阳胆经。

11. **颞后线** 在头颞部，自率谷穴至曲鬓穴的连线。主治偏头痛、眩晕、耳鸣、耳聋等。属足少阳胆经。

12. **枕上正中线** 在头枕部，为枕外隆凸上方正中的垂直线，即自强间穴起至脑户穴的连线。主治眼病、腰脊痛等。属督脉。

13. **枕上旁线** 在头枕部，与枕上正中线平行，并与之相距0.5寸处的直线。主治同枕上正中线，临床常配合应用。属足太阳膀胱经。

14. **枕下旁线** 在头枕部，为枕外隆凸下方两侧2寸长的垂直线，即自玉枕穴至天柱穴。主治小脑疾病引起的平衡障碍症状，后头痛等。属足太阳膀胱经。

五、配穴方法

1. **部位相应取穴法**　如胃病取胃区，肝胆病取肝胆区等。

2. **对症取穴法**　针对病症取相应的穴位，如震颤取舞蹈震颤控制区，内耳性眩晕取晕听区，高血压取血管舒缩区等。

以上两种方法，既可单独使用，也可配合使用。左侧有病，多取右侧穴位；右侧有病，多取左侧穴位，也可双侧取穴。

六、适应证

由于头针刺激区大部分是根据大脑皮层功能定位的头皮对应区，故可治疗相应的各种疾病。

1. **神经系统疾病**　急性脑血管病，各种颅脑外伤后综合征，脑炎、脑膜炎等后遗症，皮层性尿频、排尿困难、尿失禁，及舞蹈病、震颤麻痹、头痛、急性感染性多发性神经根炎等。

2. **耳科疾病**　梅尼埃病、神经性耳聋、前庭神经损害（如注射链霉素、庆大霉素造成的前庭功能损害）。

3. **内科疾病**　感冒、支气管哮喘、性功能障碍（遗精、阳痿、早泄等）、腹泻、糖尿病。

4. **外科疾病**　颈椎骨关节肥大性脊髓病变、腰椎骨关节肥大性马尾病变、直肠脱垂。

5. **皮肤科疾病**　皮肤瘙痒症、接触性皮炎、神经性皮炎、斑秃。

6. **外科手术麻醉**　40余种疾病手术治疗中麻醉，约90%的病例，在头针麻醉下能完成手术，但多数都有镇痛不全，如切皮、切腹膜、内脏牵拉等均有程度不同的疼痛。部分病例因肌紧张影响手术顺利进行。少数病例在手术全过程中完全无痛感。个别患者，针麻无效，被迫改用药麻。

七、操作方法

根据操作的程序，分进针、行针、起针。

1. **进针** 采用1.5~2.5cm长，26~30号粗针，快速进针，其过程包括速刺法及快速推进两个步骤。

速刺法：即用一手拇、食指尖部捏住针体距针尖2厘米左右的部位，沿刺激区的方向，针尖对准进针点，手指尖距头皮约5~10cm，手腕背屈使针尖距进针点约10~20cm。然后手腕突然往腹侧屈曲，使针尖冲刺进头皮下或肌层均可。如此可减轻疼痛。

快速推进：即在迅速刺入头皮下或肌层后，再沿刺激区，不捻转，快速将针推到一定深度，一般仅用0.2秒钟即可完成（图1-12）。

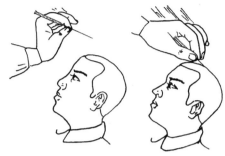

图1-12 头皮针进针法

推针有两种方法：

单手推进法：针刺入头皮下或肌层后，一手拇、食指尖部捏住针柄下半部（或将中指扶靠针体末端）沿刺激区方向往里推。

双手推进法：即持针的拇、食指尖部捏住针柄下半部（或中指紧贴于针体），另一手拇、食指尖部轻轻捏住针体近头皮处（防止针体在推进过程中弯曲），然后以持针的手往里推。

2. **行针** 一般可采用三种方法。

捻转法：此法要求快速捻转不提插，在捻转时要求肩、肘、腕关节和拇指固定，以达到固定针体的目的。在固定针体的前提下，食指半屈曲状，用食指第一节的桡侧面与拇指第一节的掌侧面捏住针柄。然后以食指指掌关节不断伸屈，使针体快速旋转。一般快速捻转频率达200次/分以上，针体左右旋转各两周左右，持续0.5~1分钟。捻针后出现针感者，多在5~10分钟内减轻或消失。因此间隔5~10分钟再重复捻转，用同样的方法再捻两次，即可起针。

留针法：少数患者在针刺入后，症状和体征即有明显减轻或消失。对于这类患者进针后不捻转，仅留针30分钟左右。

埋针法：另有少数患者在针刺后，症状和体征有明显减轻或消失。但是到当天下午或第2天，症状和体征又加重或出现。此类病人的特殊现象可能和刺激量不足有关，可试用埋针法。即将针刺入后，用快速捻转法间断性捻转3次后不起针，保留5小时至3天。有些病例能收到良好效果（准备埋针时，先将进针处的头发剪掉或剃头，严格消毒后再刺入，保留时间较长者，进针的位置应考虑到患者睡觉等活动时不受影响）。

3. 起针 起针法，即是一手持棉球对准针孔附近，另一手的中指或无名指沿着针柄快速往下滑，然后拇指和食指（或拇指、食指、中指）捏住针柄快速往外拔出。起针后约有1/4的针眼会出血，起针后2~3秒钟内，针眼有大头针或黄豆大出血点，仅用棉球压迫2~4秒钟即可止血；起针后2~3秒钟内，若针眼出血超过黄豆大或成片状，少数可往其他部位流动，此种出血需用棉球压迫针眼20~40秒钟，个别患者需长达1分钟左右才能止血。

4. 几种特殊针法

（1）抽气法与进气法：抽气法与进气法是一种复式提插补泻手法。以抽气法为泻，进气法为补。这是朱明清借鉴一些传统针刺手法，通过大量的临床实践，逐步总结、归纳和改进后创立的。

抽气法：将选好的施术区域做常规消毒。然后，手持毫针，与头皮呈15°角，运用指力使针尖快速透入皮肤，针进入腱膜下层后，将针体平卧，缓插1寸左右，而后，用爆发力向外速提，每次至多提出0.1寸许，又缓插至1寸。如此反复运针多次，直到得气获效。留针短者不少于2小时，长者可达24~28小时，留针期间行针1~2次。出针后以消毒干棉球轻压针孔，以防出血，一般隔日一次，5~7次为一疗程。

进气法：在常规消毒后的施术区域，手持毫针与头皮呈15°角，运用指力使针尖迅速透入皮肤。针进腱膜下层后，将针体平卧，插入1寸左右，然后，用爆发力向里速插，每次至多插入0.1寸许，又慢慢提至1寸。如此反复运针多次，直至得气获效。余同抽气法。

抽气法和进气法的操作主要有两个要点，一是术者的力度，二是运针的速度。力度要用爆发力，速度要快，要把两者自然地结合起来，运用这种方法运针，直接刺激颅骨骨膜，效果最为显著，这可能与骨骼组织中存在能将刺激信号传到大脑的刺激感受体有关。同时，此针法具有省时、省力、痛微、效捷的优点，对年长体衰、气血虚弱的患者，也有利于得气收效。

（2）捻转法：选好刺激区域，常规消毒后，手持毫针，沿头皮斜向捻转进针，针进头皮下肌层或腱膜下层，针体与头皮呈15°~30°角，针深达1~1.5寸。到达该深度后。固定不提插，旋转针体，每分钟200次左右，每次针体前后旋转各2周左右，持续捻转1~2分钟。留针5~10分钟，用同样方法再捻两次，即可起针。起针后以消毒干棉球轻轻按压针孔，以防出血。一般每日或隔日一次，10次为一疗程。

（3）迎随补泻法：将应刺部位头皮常规消毒后，手持毫针，斜向刺入头皮，使针体与头皮呈15°~30°角，针深达1~2寸。此迎随补泻法是根据《灵枢·终始》篇"泻者迎之，补者随之"的原则制定的。由于标准线不是"点"，而是线，更确切地说是有起端和终端的线段，故进针时必须考虑针尖与经脉循行的关系，如督脉经循行方向应为从脊行至头顶至人中。进针时针尖顺其经脉循行方向为补法，针尖逆其经脉循行方向为泻法。如额中线，补法从神庭穴进针，向前额方向下针1寸；泻法从发际下0.5寸处进针，针尖向上达神庭穴，针1寸，余者类推。进针后，由于头皮较薄，故采用徐疾与提插相结合的补泻手法为宜。行针时，补法和泻法均做一次，约10分钟，若无效再做2次。在操作过程中，不用捻转法。出针的快慢根据补泻而决定，补法则采用"慢入快出"的针法，泻法则采用"快入慢出"的针法。出针后，用干棉球轻按针孔，以防出血，一般隔日针一次，7~10次为1疗程。

综上可见，头针具有进针快、行针快、起针快的"三快"特点。

5. 针感反应 头针针感包括热、麻、胀、抽等反应，以热胀感为多见。部分病人原有感觉异常如麻、凉、抽、痛等，在针刺过程中减弱或消失。针感的范围广泛，可出现于同侧肢体，也可出现于对侧肢体，占多数，部分病人有全身热感。针感范围有块状针感，局限于一个关节或一块肌肉；有带状针感，一般为1.5~4cm宽，其走行有些和经络走行大体一致，如膀胱经、胃经、肝经等。多数患者，在进针后几秒到3分钟内出现针感，个别患者针后几小时或起针后方出现针感。针感持续3~10分钟就开始减退，若留针24小时，并配合行针者，则针感持续时间较长，一般30~60分钟，个别病人可持续几小时甚至两天。

八、注意事项

1. 头部因毛发覆盖，必须做到严格消毒，以防感染。

2. 不捻转推进法对多数患者适用。但少数病例可因头皮较硬或针刺部位有瘢痕等，不捻转不易推进，可选捻转推进法。

3. 采用捻转或不捻转推进法时，病人若有痛感或有抵抗感，多由于进针角度不对，或刺入过深或过浅，使针尖达颅骨或头皮内，此时应停止推进，将针往后退，然后改变角度再推。

4. 由于头针的刺激较强，刺激时间较长，术者须注意观察患者表情，以防晕针。

5. 某些病变的急性期，不宜进行头针疗法。如脑溢血患者，须待病情及血压稳定后方可做头针治疗。另外，凡并发有高热、心力衰竭等症状时，不宜立即采用头针疗法。

九、临床应用

临床研究

头针治疗脑卒中偏瘫

本组脑溢血15例，脑血栓形成71例。取运动区、感觉区、舞蹈震颤控制区、语言二区。结果：基本治愈（颅神经完全恢复，四肢肌力达5级，病理反射消失）23例；显效（颅神经部分恢复，四肢肌力明显改善，肢体瘫痪较治疗前有所进步）59例；无效4例。总有效率95.3%。［头针治疗中风偏瘫86例疗效观察. 新疆中医药1985（3）］

第二节 眼针

眼针疗法属微针疗法的范畴，即在眼周围的特定区穴施行针刺，用以治疗各种疾病的一种方法。眼针疗法不受体位限制，简便易行，且见效快。在临床上颇得医患两家之青睐。近年来，眼针疗法以其独特的疗效，受到许多国家和地区医学界的关注。

一、源流发展

眼针疗法为著名针灸专家彭静山先生所首创。

古代名医华佗曾云："目形类丸，瞳神居中而前，如日月之丽东南而晚西北也。内有大络六，谓心、肺、脾、肝、肾、命门各主其一；中络八谓胆、胃、大小肠、三焦、膀胱各主其一；外有旁支细络莫知其数，皆悬贯于脑，下连脏腑，通畅气血往来以滋于目；故凡病发，则有形色丝络显见，而可验内之何脏腑受病也……"自70年代初期，彭老用观眼识病法诊察患者1万余例，其准确率达90%。在此基础上，彭老开始了在眼区针刺治疗各种疾病的尝试。经过几年的临床实践，眼针疗法的疗效得到了充分的肯定。据统计，1982年167例脑卒中偏瘫病例，治疗总有效率达97%。

1982年辽宁省人民政府授予"眼针疗法研究"重大科技成果奖。1983年《健康报》以"妙手银针除病患"为题，首次在国内对眼针疗法进行了报道，引起了国内针灸同行的关注。世界针灸学会联合会原主席王雪苔对眼针的发明给予极大的支持，并首次在北京举办了眼针疗法学习班，聘请彭静山先生传授眼针疗法。此后，昆明、上海等地纷纷举办眼针疗法学习班。1992年夏，国家中医药管理局在厦门举办了眼针疗法学习班，眼针疗法在国内得到了广泛的推广。目前，越来越多的针灸工作者从事眼针疗法的临床及实验研究，进一步探索眼针疗法的奥秘。

1986年新华社将眼针疗法列为国际要闻，向国外进行了播发，引起许多国家医学界的重视。几年来，美国、英国、法国、德国、新加坡、加拿大、日本、韩国、俄罗斯等国家和地区的针灸学者先后来学习眼针疗法。同时许多国外患者亦慕名前来求治。彭老曾先后两次应邀访日，传授眼针疗法。眼针疗法作为中华医学宝库中的一颗明珠，已在世界医学领域中大放异彩。

二、理论基础

眼针疗法理论源于"五轮八廓"理论及脏腑经络与眼的关系。

1. **五轮八廓理论** 历代医学家对五轮八廓有很多论述。《灵枢·大惑论》云："五脏六腑之精气，皆上注于目而为之精。精之窠为眼，骨之精为瞳子，筋之精为黑眼，血之精为络，其窠气之精为白眼，肌肉之精为约束，裹撷筋骨血气之精而与脉并为系，上属于脑，后出于项中……目者，五脏六腑之精也。"后世医学家对五轮八廓之论述均源于此。

《银海精微》首创五轮八廓学说，但其中只提及名称而未予详尽的阐述。明朝傅仁宇所著《审视瑶函》中阐明了八廓是用来辨认眼病血丝的，充分肯定了八廓的作用，并记载有八廓的定位。但对五轮八廓论述较为详尽的是明朝王肯堂，他所著的《证治准绳》中载有："五轮，金之精腾结而为气轮，木之精腾结而为风轮，火之精腾结而为血轮，土之精腾结而为肉轮，水之精腾结而为水轮。气轮者目之白睛是也，内应于肺，西方庚辛申酉之令，肺主气，故曰气轮。金为五行之至坚，故白睛独坚于四轮；肺为华盖，部位至高，主气之升降。少有怫郁，诸病生焉。血随气行，气若怫郁则火胜而血滞。火胜而血滞则病变不测。火克金，金在木外，故气轮先赤。金克木而后病及风轮也；金色尚白，故白泽者顺也。风轮者白内青睛是也，内应于肝，东方甲乙寅卯厥阴风木，故曰风轮。目窍肝，在时为春，春生万物，色满宇宙，惟目能鉴，故属窍于肝也。此轮清脆，内包膏汁，有涵养瞳神之功，其色青，故青莹者顺也。世人多黄浊者，乃湿热之害，惟小儿色最正，至长食味则泻其气而色亦易矣。血轮者，目两角大小眦是也，内应于心，南方丙丁巳午火，心主血，故曰血轮。夫火在目为神光，火衰则有昏瞑之患，火炎则有焚燥之殃。虽有两心，而无正轮。心君主也，通于大眦，故大眦赤者实火也。心包络为小心，小心为相火也代君行令，通于小眦，故小眦赤者虚火也。若君主拱默，则相火自然清宁矣。火色赤，唯红活为顺也。肉轮者两睥是也，中央戊己辰戌丑未之土。脾主肉，故曰肉轮。脾有两叶，运动磨化水谷。外亦两睥，动静相应。开则万用，如阳动之发生；闭则万寂，如阴静之收敛。土藏万物而主静，故睥合则万有寂然而思睡，此藏纳归静之应也。土为五行之主，故四轮亦睥所包涵。其色黄，得血而润，故黄泽为顺也。""八廓应乎八卦，脉络经纬于脑，贯通脏腑，以达血气，往来以滋于目。廓如城郭，然各有行路往来，而匡廓卫御之意也。乾居西北，络通大肠之腑，脏属肺，肺与大肠相为阴阳，上运清纯，下输糟粕，为传送之官，故曰传导廓；坎正北方，络通膀胱之腑，脏属于肾，肾与膀胱相为阴阳，主水之化源，以输津液，故曰津液廓；艮位东北，络通上焦之腑脏，配命门，命门与上焦相为阴阳，分输百脉，故曰会阴廓；震正东方，络通胆腑，脏属于肝，肝胆相为阴阳，皆主清净，不受秽浊，故曰清净廓；巽位东南，络通中焦之府，脏属肝络，肝与中焦相为阴阳，肝络通血，以滋养中焦，分气以化生，故曰养化廓；离正南方，络通小肠之腑，脏属于心，心与小肠相为脏腑，为谓阳受盛之胞，故曰胞阳廓。坤位西南，络通胃之腑，脏属于脾，脾胃相为脏腑，主纳水谷以养生，故曰水谷廓。兑正西方，络通下焦之腑，脏配肾络，肾与下焦相为脏腑，关主阴精化生之源，故曰关泉廓。脏腑相配，《内经》已有定法，而三焦分配肝肾者，此目之精法也，盖目专窍于肝而主于肾，故有二络之分配焉。左目属阳，阳道顺行，故廓之经位法象亦以顺行。右目属阴，阴道逆行，故廓之经位法象亦以逆行，察乎二目两眦之分，则昭然可见阴阳顺逆之道矣。"

五轮学说是基于眼与脏腑关系的理论，将眼球从外至内分为五个部分，即肉轮、血轮、气轮、风轮、水轮，并将五轮分属于五脏，用以说明眼之生理、病理及与脏腑的关系，指导临床治疗。五轮学说实质上是脏腑分属。

肉轮：指胞睑，即上下眼睑。胞睑在脏属脾，脾主肌肉，故名肉轮。脾与胃相表里，故肉轮疾病常与脾胃有关，从脾胃论治，每每奏效。

血轮：指两眦，即内外眦的血络。两眦在脏属心，心主血，故名血轮。心与小肠相表里，故血轮病常与心或小肠有关，多从心论治。

气轮：指白睛，即球结膜和前部巩膜。白睛在脏属肺，肺主气，故称气轮。肺与大肠相表里，所以气轮病常与肺及大肠相关联，从肺治之常可收效。

风轮：指黑睛，即角膜、前房和虹膜。黑睛在脏属肝，肝主风，故曰风轮。肝与胆相表里所以风轮病多与肝胆有关，从肝胆治之，效果甚佳。

水轮：指瞳神，即瞳孔部分。瞳神在脏属肾，肾主水，故名水轮。肾与膀胱相表里，故水轮病多责之于肾，用补肾之品每每奏效。

八廓是历代医家运用八卦将眼分为八个部分，并分属于脏腑，以说明眼与脏腑之间的相互联系。

乾卦居西北，络通大肠之腑，在脏属肺，肺主津液之宣发肃降，大肠主糟粕之传导，故名传导廓。

17

坎卦居正北，络通膀胱之腑，在脏属肾，肾主水之化源，以输津液，故名津液廓。

艮卦居东北，络通上焦，在脏属命门。命门与三焦相为阴阳，分输百脉，故名会阴廓。

震卦居正东，络通胆腑，在脏属肝，肝胆互为阴阳，皆主清净，不受浊秽，故名清净廓。

巽卦居东南，络通中焦之腑，在脏属肝络，肝藏血，以养中焦，分之以化生，故各养化廓。

离卦居正南，络通小肠腑，在脏属心，心与小肠相为阴阳，为谓阳受盛之胞，故名胞阳廓。

坤卦位西南，络通胃腑，在脏属脾，脾胃主纳水谷以养生，故曰水谷廓。

兑卦居正西，络通下焦之腑，在脏属肾络，肾与下焦主阴精化生之源，故曰关泉廓。

2. 脏腑与眼的关系

（1）心与眼的关系：《素问·五脏生成篇》说："心之合脉也……"，"诸脉者，皆属于目……诸血者皆属于心。"《灵枢·大惑论》又云："目者，心之使也。"心主血脉，司人体血液之循行，心又主精神意识活动，目之所以能视，有赖于心血之供养及心神的支配。

（2）肝与眼的关系：《素问·金匮真言论》说："肝，开窍于目。"《素问·五脏生成篇》说："肝受血而能视"，《灵枢·脉度》篇云："肝气通于目，肝和则目能辨五色矣。"肝藏血、开窍于目，其精气上通于目，故肝与眼之关系最为密切。

（3）脾与眼的关系：李杲《兰室秘藏》云："夫五脏六腑之精气，皆禀受于脾，上贯于目，脾者诸阴之首也，目者血脉之宗也，故脾虚则五脏之精气，皆失所司，不能归明于目矣。"脾运健旺，目得所养则目光有神；若脾虚不运，则目失所养而视物昏暗，故脾亦与眼密切相关。

（4）肺与眼的关系：《灵枢·决气》篇说："气脱者，目不明。"肺朝百脉，主人身之气。肺气旺盛，全身气机通调，则脏腑之气上注于目而眼目精明；若肺气不足，脏腑之气不充，则眼目昏暗。故肺与眼之间亦有着密切的联系。

（5）肾与眼之间的关系：《灵枢·海论》云："髓海不足……目无所见。"《审视瑶函》又云："真精者，乃先后二天元气所化之精汁，先起于肾，次施于胆，而后及乎瞳神也，凡此数者，一有所损，目病生矣。"肾气充则髓海丰满，目光敏锐；若肾气不充则藏精不固，眼目昏花。故肾与眼关系亦密切。

眼与六腑之间也有密切的联系，六腑主受纳，司腐熟，分清浊，传糟粕，将消化之精微传送于周身，作为供给各器官营养的源泉。所以六腑功能失调，也可导致目疾。

3. **经络与眼的关系** 《灵枢·邪气脏腑病形》篇说："十二经脉，三百六十五络，其血气皆上注于面而走空窍，其精阳气上于目而为眼。"由此可见，十二经脉，直接或间接均与眼有关系。

起于眼或眼周围的经脉，有足阳明胃经"起于鼻之交頞中，旁纳太阳之脉"，足太阳膀胱经"起于目内眦"，足少阳胆经"起于目锐眦"。

经过眼和眼周围的经脉，有手少阴心经"其支者……系目系"，足厥阴肝经"上入颃颡，连目系"，任脉"循面，入目"，督脉与足太阳膀胱经起于目内眦，上系两目下中央，手阳明大肠经，"其支者……至目锐眦"，"其支者……至目内眦，斜络于颧"，任脉"循面，入目"，阴跷脉其循行过颧部，连属于目内眦，阳跷其循行挟口角，至目内眦。

分布于眼的经筋，有足太阳之经筋，其支者为目上纲；足少阳之经筋，其支者结于目外眦为外维；足阳明之经筋为目下纲；手太阳筋上属目外眦；手少阳之经筋，属目外眦。

三、眼部解剖

眼由眼球、视路和眼的附属器三部分组成。

1. **眼球** 由眼球壁和眼球内容物组成。眼球壁分内外三层，外层为角膜、角膜缘、巩膜；中层为虹膜、睫状体、脉络膜、前房；内层为视网膜。眼球内容物为房水、晶状体、玻璃状体。

2. **视路** 主要为传入神经和脑。

3. **眼的附属器** 包括眼睑、泪器、结膜、眼眶和眼外肌。

四、穴位定位与主治

（一）穴位定位

彭氏是以后天八卦来划分眼区的，并以五行在八卦之分属，将八区分别配以不同的脏腑，从而实现了眼部区穴的划分。

划分时，两眼平视，经瞳孔中心作一水平线并延伸过内、外眦，再经瞳孔中心作该水平线之垂直线，并延伸过上、下眼眶。于是将眼分成4个象限。再将每个象限等分成等份，形成8个经区。每个经区按八卦分属：左眼为阳，人仰卧，头北脚南，左眼之西北恰当乾卦，正北为坎，东北为艮，正东为震，东南为巽，正南为离，西南为坤，正西为兑。八区与脏腑之关系为，乾属金，肺与大肠属金；金生水，坎为水，肾与膀胱属水；水生木，震为木，肝、胆属木；木生火，离为火，心与小肠属火；火生土，坤为地，脾胃属土。东北艮为山，划为上焦；东南巽为风，划为中焦；正西兑为泽，划为下焦。命门不属于脏腑，心包附属于心，均无位置。

右眼之划分，如王肯堂在论八廓之最后所言："左目属阳，阳道顺行，故廓之经位法向亦以顺行。右目属阴，阴道逆行，故廓之经位法向亦以逆行。察乎二目，两眦之分则昭然可见阴阳顺逆之道矣。"即在与左眼相对应的位置确定乾卦，然后沿逆时针方向，按八卦序列进行划分（图1-13）。

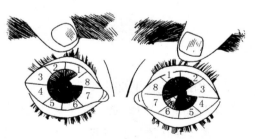

图1-13　眼针划区示意图1

为了使用方便，彭氏在临床上用1~8的阿拉伯数字代替乾、坎、艮、震、巽、离、坤、兑八卦。

眼针的穴位　眼针的穴位是以眼部八区划分定位的，眼针穴位共13个，即

1、2、4、6、7五个经区分别为肺、大肠、肾、膀胱、肝、胆、心、小肠、脾、胃所属。每对相表里的脏腑各占本经区的1/2。3、5、8三个经区分别为上、中、下焦所属，各占整个经区。故眼针穴位计八区十三穴。（图1-14、15、16）。

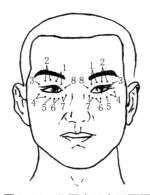

图1-14　八区十三穴正面图

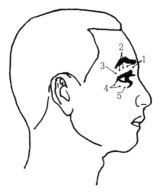

图1-15　八区十三穴侧面图

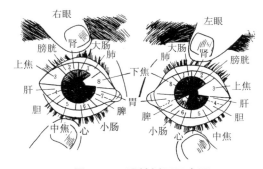

图1-16　眼针划区示意图

每穴位置均距眼眶2mm，取穴定位时，以瞳孔为中心划分象限，这样才能做到定位准确。

眼针穴位之名称均按经区命名，即属于某经区即命名为某区穴，例：肝区、肺区、心区等。

（二）穴位主治

1. **脑卒中偏瘫**　上焦区、下焦区。

2. **高血压**　肝区（双）。

3. **心律不齐**　心区（双）。

4. **胸痛**　上焦区、心区。

5. **膈肌痉挛**　中焦区。

6. **胃痉挛**　中焦区。

7. **头痛**　上焦区。偏头痛可配合胆区，后头痛可配合膀胱区。

8. **三叉神经痛**　上焦区。第一支痛配合瞳子髎，第二支痛配用四白，第三支痛配颊车。

9. **面肌痉挛**　上焦区、脾区。

10. **面神经麻痹**　上焦区。

11. **颈强**　上焦区（双）、膀胱区。

12. **上肢不能举**　上焦区。

13. **慢性气管炎**　肺区。可配用定喘穴（大椎穴旁开0.5寸处，刺法向大椎方向斜刺0.5寸深，不留针）。

14. **背痛**　上焦区、膀胱区。

15. **腰痛**　下焦区、肾区（包括尿路结石引起之腰痛）。

16. **胁肋痛**　中焦区、肝区（包括肋软骨炎）。

17. **呕吐**　中焦区、胃区。

18. **便溏**　大肠区。

19. **痢疾**　下焦区、大肠区。

20. **便秘**　大肠区、（可配合左侧腹结穴埋皮内针）。

21. **尿频**　下焦区、肝区、肾区（包括前列腺所致之尿频）。

22. **下肢软**　下焦区、肾区。

23. **足跟痛**　下焦区、胆区。

24. **神经衰弱**　上焦区、肾区、心区。

25. **阳痿**　下焦区。可配合大赫穴。

26. **急性扭伤**　下焦区、上焦区。

27. **落枕**　上焦区（双）。

28. **肩周炎**　上焦区（双）、大肠区。

29. **坐骨神经痛**　下焦区、患侧胆区。

30. **胆囊炎**　胆区。

31. **胆道蛔虫症** 肝、胆区。

32. **膝关节痛** 下焦区、脾区。

33. **月经不调** 下焦区。可配合膝眼穴（本病症亦包括痹症引起之膝关节痛）。

34. **痛经** 下焦区（双）。

35. **遗尿** 下焦区、肝区、肾区。

36. **厌食** 胃区、配合四缝。

37. **急性结膜炎** 肝区。

38. **近视** 肝区配用内睛明。

39. **眼睑下垂** 脾区、上焦区。

40. **睑腺炎** 脾区。

41. **电光性眼炎** 上焦区、肝区。

42. **鼻炎** 上焦区、肺区。

43. **音哑** 肺区、上焦区。

44. **喉痛** 肺区、上焦区。

45. **舌痛** 心区。

46. **耳聋、耳鸣** 肝区、上焦区。

47. **牙痛** 上焦区。亦可配合患侧医风（龋齿不效）。

五、配穴方法

1. **循经取穴** 即根据中医辨证，病属何经，即取该经区穴。如病由肝气不舒所致，即取肝经区穴刺之；病由心火上炎所致，则取心经区穴刺之。

2. **观眼取穴** 根据观眼识病，哪一经区络脉的形态、颜色有异常，即取该经区穴刺之。

3. **病位取穴** 按上、中、下三焦部位划分界限，病在哪个部位即针所属之上、中、下三焦之某一区穴。如头痛颈强、不能举臂、咳嗽胸痛等，均取上焦区穴刺之；胃脘痛、腹胀、胁痛等，取中焦区穴刺之；脐以下病症、均取下焦区穴刺之。

六、适应证

眼针具有止痛消肿、安神定志、理气和血、通经活络之效。故临床上适应证较为广泛，如中风偏瘫、急性扭伤、高血压、心律不齐、胃痉挛、腰痛、三叉神经痛、面瘫、面肌痉挛、坐骨神经痛、胆囊炎、痛经、阳痿及遗精等，临床常见病、多发病均可用眼针治疗，其中尤以脑卒中偏瘫之初期及急性扭伤、各种疼痛病症效果最佳。

七、操作方法

1. **进针与出针** 眼针进针要稳、准、快。一手以拇食指持针，另一手按住眼睑，注意保护眼球，持针之手迅速准确地刺入区穴。出针时，先将针体缓缓拔出1/2，稍停几秒钟后，再慢慢将针全部拔出，然后迅速用无菌干棉球压迫针孔片刻，以防皮下出血。

2. **手法** 眼针与一般毫针不同，刺入后不需施用任何手法。刺入后患者若有酸、麻、胀、重或温热、清凉等感觉，且直达病所，为得气现象。如未得气，可将针体提出1/3，换一个方向再刺入，也可应用双刺法或用手刮针柄。但不可多次反复刺入。

3. **眼针各种刺法**

（1）眶内直刺法：毫针沿着眼区眶内眶骨，采用90°角度贴骨直接进针，一区只用一针，手法要熟练，进针要准确。刺入时，精神要专注缓缓刺入，大部分无痛，此为眶内直刺法。

（2）眶外横刺法：选好穴区，用毫针沿着眶骨外边缘上下约2cm，针头与眶骨上肌肉采大约15°角度以下刺入，进针大约0.3寸即可。要注意每区的界线，不要越界到另一穴区；下针的地方不可离眶骨太远，距离太远则会影响疗效；眶外横刺较眶内直刺安全，较不易皮下出血，但是其疗效次于眶内直刺。

（3）磁锟针压法：此方法是针对临床上许多怕针，尤其是怕眼针的患者的一种变通方法。其法即是用磁锟针针头对准眶骨凹陷处，用适当力量给予压力，刺激穴区。在很短时间内就会有得气现象，其疗效亦不错。

（4）指按压法：当患者怕针，身边又没有磁锟针或点眼棒时，只得以徒手代替。在经过诊视，决定了选用的穴区，用两手大拇指甲，用力掐压，病人亦迅速感到穴区有酸、麻、胀得气的感觉。用徒手按压，施术者本身如果有气功基础，不但易见其效，而且自身也不会累。手指按压法亦可用于针后，再行加强疗效之用，效果更佳。另身体有病除白睛呈现血络外，亦有在上下眼睑近眶骨处会有似豆大的气结结晶，是时有用手指按压结晶处，会有痛感，亦可治病。

（5）点刺法：令患者自然闭目，医者一手按住所选穴位处眼睑，在区穴上轻轻点刺5~7次，以不出血为度。

（6）沿皮横刺法：此法多用于眶外，在选好的经区，找准经区界限，向应刺的方向沿皮刺入，达皮下组织中，不可深刺。眶外穴均距眼眶边缘2mm，针刺时不可超越区穴界限。

（7）双刺法：不论直刺或横刺，刺入一针后，在该针旁按同一方向再刺入一针，此为双刺法，可加强疗效。

（8）表里配合刺法：亦称内外配合刺法。即在选好的眼穴上，眶内、眶外各刺一针，效果会更佳。

（9）压穴法：用火柴棒、点眼棒或三棱针柄压迫区穴，使病人得气，此为压穴法，其效果与针刺相同。适用于儿童及惧针之患者。患者亦可掌握此法，进行简单的自我治疗。

（10）眼区埋针法：对于疗效不巩固的病人，可在眼区穴埋王不留行或皮内针。

（11）电针法：经用眼针5分钟仍不得气者，可在针柄上通电，以加强刺激。其方法与一般电针疗法相同。

（12）缪刺法：在针刺病侧不能取效时，可在对侧眼区同名区穴刺之。

八、注意事项

1. 医者一定要严格掌握眼针的进针与出针方法，认真操作。

2. 留针时间，眼针不宜留针时间过久，以5~10分钟为宜，最长不可超过15分钟。

3. 眼睑过于肥厚者，不宜用眼针。

4. 病势垂危、急重患抢救期间及精神错乱、气血虚极、脉绝者均禁用眼针。

九、临床应用

（一）临床研究

1. 眼针治疗脑卒中

其中男156例，女86例，病程：1~3个月145例，3~6个月32例，6~12个月39例，1~5年26例。取穴：上焦穴，下焦穴等。病愈56例，显效93例，好转87例，无效6例。总有效率97.5%。[彭静山，等. 眼针治疗中风242例临床观察. 辽宁中医杂志，1983（11）：30]

2. 眼针治疗肩痛

一般资料：110例：男56例，女54例；年龄：20~30岁9例，31~40岁15例，41~50岁32例，51~60岁40例，60岁以上14例；病程：3个月以内79例，3~6个月17例，7个月~1年4例，1年以上10例。治疗方法：本组病例均用眼针治疗，取上焦区穴，对症配取以大肠区、小肠区，留针5分钟，每隔3天1次。治疗结果：临床症状完全消失，举止活动如常51例（46.4%）；颈及肩臂疼痛显著减轻，不影响工作37例（33.6%）；颈及肩臂疼痛减轻，肩关节活动部分受限18例（16.4%）；无效4例（3.6%），总有效率96.3%。[李云香. 眼针治疗肩痛110例疗效观察、辽宁中医杂志，1986（1）：29]

（二）典型病例

例1 脑卒中

杨某，女，46岁，医生。患脑血栓形成，右半身偏瘫，肌力0级。住院治疗，卧床不能坐立。邀余会诊，针上、下焦区，针后离床试行，行走如常。第二天出院，步行半里。继续针10次，半月后上班工作，迄今三年无恙。[彭静山. 眼诊与眼针. 安徽中医学院学报，1982（4）：28]

例2 腰痛

詹某，男，45岁，干部。搬运重物后腰部活动受限，不能前屈后仰，左右侧弯。观眼下焦区变化较大，针刺双下焦区，针后，恢复正常。[彭静山. 眼诊与眼针. 安徽中医学院学报，1982（4）：28]

第三节　面针

面针疗法，是在面部的一些特定穴位上针刺，用于治疗多种疾病及针刺麻醉的一种方法。这种疗法是在中医"面部色诊"的理论基础上发展而来的。

一、源流发展

本疗法是在中医"面部色诊"的理论基础上发展而来的。《灵枢·五色》说："五色各见其部，察其沉浮，以知浅深；察其色夭，以观成败；察其散搏，以知远近；视色上下，以知病处。"近人参考了古代文献，通过临床不断实践，于20世纪50年代末、60年代初，确定了在面部治疗全身疾病的24个分区，并取得了满意的疗效，从此面针疗法问世了。

面针疗法的现代研究概况证明，以皮肤电阻、皮温、放射线、心电图等手段对面针疗法进行临床观察，结果发现应用皮肤电阻测定仪对面部分区进行测定，一般面部各区都可以找到一个敏感反应点，病人和健康人面区之测定值有较大差异；针刺前后也有较大差异。在对胃病患者钡餐透视下进行面针，当针刺脾区、胃区后，70%病人有胃蠕动波增加的现象，而针刺对照组改变不明显或无改变。心电图检查结果表明，针刺面部心区对心脏有减缓心率的趋势。面针还可使升高的血压下降，并能使白细胞总数发生改变。从这一系列观察推测，面针的治疗作用可能在于消除病态优势，加强机体的抗病能力。通过刺激面部一定区域，确实可以引起机体在生理状态和病理状态下相应脏腑的不同功能改变。

二、理论基础

《灵枢·五色》说："五色各见其部，察其沉浮，以知浅深；察其色夭，以观成败；察其散搏，以知远近；视色上下，以知病处。"《灵枢·邪气脏腑病形》又说："十二经脉，三百六十五络，其血气皆上于面而走空窍……其气之津液，皆上熏于面……"因此头面是全身脏腑、肢节、经络的反应中心，正如

《类经》所言："头面为人之首，凡周身阴阳经络无所不聚。"十二经脉中除手足三阳的主干直接分布到头面外，还有手少阴心经"循咽，上系目系"；足厥阴肝经"上入颃颡，连目系，上出额与督脉会于巅"，并"从目系，下颊里，环唇内"，也循行到面部。十二经的循行分布在体内沟通表里脏腑后，表里二经的经别都相合而上走头面部。在奇经八脉中，督脉"下额，抵鼻柱"，任脉"循面入目"；冲脉除并于任脉循面入目外，还渗诸阳，灌诸精，加强了头目与全身内外的联系。通过经络气血的转输，使面部与全身的脏腑肢节联系为一个有机的整体，故脏腑肢节的病理变化能在面部的一定区域反映出来。而针刺这些穴位则能对有关的脏腑肢节起"通经脉，调气"，恢复机体阴阳平衡的作用。

三、头面部位

面部位于人体的重要部位，上部为额头，中部为颧骨部，两旁为颊。人体五官分布于面。两耳分布于面部的两边，两眼位于两颧之上，鼻居面部中央，之下为人中，人中下为口。（图1-17、18）

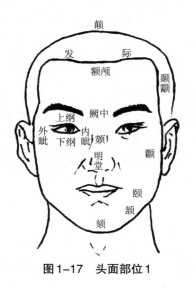

图1-17 头面部位1

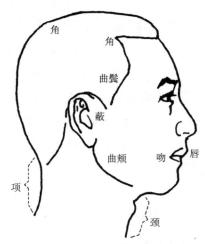

图1-18 头面部位2

四、穴位定位与主治

《灵枢·五色》篇对面部各个反应区有全面的叙述，但文字古奥，须经注解才能明白。"庭者，首面也；阙上者，咽喉也；阙中者，肺也；下极者，心也；直下者，肝也；肝左者，胆也；下者，脾也；方上者，胃也；中央者，大肠也；挟大肠者，肾也；当肾者，脐也；面王以上者，小肠也；面王以下者，膀胱子处也；颧者，肩也；颧后者，臂也；臂下者，手也；目内眥上者，膺乳也；挟绳而上者，背也；循牙车以下者，股也；中央者，膝也；膝以下者，胫也；当胫以下者，足也；巨分者，股里也；巨屈者，膝膑也。"面针穴位就是参考这一记载，并通过临床总结出来的。计额、鼻及上唇正中7个单穴，其他鼻、眼、口旁、颧部及颊部17对双穴。（图1-19）

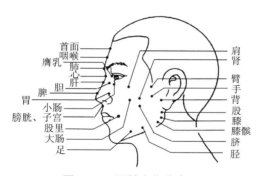

图1-19　面针穴位分布图

1. **首面**　位于额正中点。主治：头痛，头晕。

2. **肺（印堂穴）**　位于两眉内端连线的中点。主治：咳嗽，胸闷。

3. **咽喉**　位于首面与肺穴连线中点。主治：咽喉肿痛。

4. **心（山根）**　位于鼻梁骨最低处，两眼目内眥连线中点。主治：心悸，失眠。

5. **肝**　位于心穴下鼻甲下缘接鼻软骨处。主治：两胁疼痛，胸闷。

6. **脾（素髎）**　位于鼻尖端处。主治：食少，纳呆。

7. **膀胱、子宫**　位于人中沟中点。主治：痛经。

8. **胆**　位于肝穴两侧，内眼角直下，鼻梁骨下缘处。主治：恶心，呕吐。

9. **胃** 位于脾穴两侧，鼻翼的中央。主治：胃痛。

10. **膺乳** 位于心穴与内眼角中点。主治：乳少。

11. **小肠** 位于胆、胃穴连线中点的外方。主治：泄泻。

12. **大肠** 位于目外眦直下方，颧骨下缘处。主治：便秘，腹痛，腹泻。

13. **肾** 位于鼻翼水平线与太阳穴直下垂线相交处。主治：尿少，尿痛，尿频。

14. **脐** 位于肾穴下0.3寸。主治：腹痛。

15. **背（听宫）** 位于颊部中央外后方1寸处。主治：腰背疼痛。

16. **肩** 位于目外眦直下方，胆穴外方。主治：肩臂疼痛，伸屈不利。

17. **手** 位于臂穴之下方，颧骨弓下缘处。主治：手肿而痛。

18. **臂** 位于肩穴之后方与下关穴直上交叉点。主治：肩臂肿痛。

19. **股里** 位于近地仓穴，口角旁0.5寸，上下唇吻合处。主治：股内侧痛。

20. **股** 位于耳垂与下颌角连线中上1/3交界处。主治：大腿扭伤。

21. **膝** 位于耳垂与下颌角连线中下1/3交界处。主治：膝膑肿痛。

22. **膝膑（颊车）穴** 位于下颌角上方凹处。主治：膝关节损伤。

23. **胫** 位于下颌角前方，下颌骨上缘。主治：踝关节扭伤，腓肠肌痉挛。

24. **足** 位于胫穴前方，目外眦直下，下颌骨上缘处。主治：足部肿痛。

五、配穴方法

1. **按疾病的相应部位选穴** 依据病变的脏腑器官选取相应的部位穴位。如心悸取心穴，胃痛取胃穴等。

2. **敏感点取穴** 根据穴位敏感点选用穴位。探索敏感点的方法一般可用毫针针柄、尖镊或经络探测仪在病变部位的相应区域附近进行探查，遇到压痛点就是敏感反应点。如胃痛可在胃穴附近探索，压痛点敏感处为敏感点，针刺之，可取得比较显著疗效。

3. **按中医理论取穴** "腰为肾之府"，如腰痛除取背穴外，还可取肾穴。

4. **辨证取穴** 如高血压头晕头痛，多属肾水不足，肝阳上亢所致。治疗时，除选首面穴外，还应配肝穴、肾穴。

5. 面针麻醉取穴

表1-2　面针麻醉取穴参考表

手术名称	主穴	配穴
胃次全切除术	肺、心、胃	脾
胆囊切除术	肺、心、胆	肝
阑尾切除术	肺、心、大肠	胃或脐
子宫或输卵管手术	肺、心、子宫或肾	胃或脐
腹股沟疝修补术	肺、心、小肠、脐	股里
股骨颈三刃钉内固定术	肺、心、股骨、肾	胆

六、适应证

面针应用很广泛，体针所能治疗的疾病，面针应用多能取得满意疗效，如主治各种疼痛、胃肠疾患、缺乳，手术麻醉等。

七、操作方法

1. 局部常规消毒，用1~1.5cm长，30~32号毫针，在选定穴位徐徐刺入，看穴位皮肤部厚薄及针刺需要分别横刺、针刺或直刺。一般额、鼻、口旁的穴位都用斜刺或横刺；颊部的穴位，可采用直刺，也可根据需要采用透穴法。

2. 针刺得气后，可留针10~30分钟，每隔5~10分钟捻针一次，或用皮内埋针法。

3. 每日或隔日针刺一次，10次为1疗程，两疗程间休息5~7天。

八、注意事项

1. 针前要严格消毒，防止面部感染。

2. 由于面部血管丰富，起针时，注意按压针孔，防止出血。

九、临床应用

（一）临床研究

1. 面针配体针治疗胃下垂

取穴：脾、胃、肝、胆点。体针：梁门透天枢；天枢透气海；每日1次，

10次1疗程。

结果：临床治愈72例（60%），胃位置恢复正常临床症状基本消失；好转44例（37%），胃位置有不同程度回升，自觉症状改善；无效4例（3%）。（371医院. 面针配体针治疗胃下垂120例初步观察. 人民军医，1976）

2. 面针胸乳穴下乳

结果：针后乳至者27例；经数次乳至者4例；配体针乳至者3例；无效5例。（371医院. 面针胸乳穴下乳39例初步观察. 人民军医，1976）

3. 面针脾穴应用于胃镜检查

结果：除5例年高体弱者，45例均获满意效果。［韩道源. 面针"脾穴"应用于纤维胃镜检查50例观察. 中医杂志，1981（2）：49］

（二）典型病例

例1　无乳

张某，29岁，初产妇，产后40天乳汁不足，曾先后经体针乳根、少泽、足三里等穴无效，后用中药妈妈多、王不留行、穿山甲，单方猪、羊蹄汤等综合医治亦奏效不佳。经面针胸乳穴后即觉乳房胀满，数分钟后即溢出洁白色乳汁，随访此后未再缺乳。［371医院. 面针"胸乳穴"下乳初步观察. 天津医药，1975（10）：520］

例2　胃下垂

杨某，女，38岁，工人。上腹胀满，疼痛，恶心已2年，不能坚持工作。X线钡餐透视胃下极在髂嵴连线下10cm，蠕动张力减弱，胃体窦部靠拢，诊断胃下垂。经面针脾、胃、肝、胆穴，配体针梁门透天枢、天枢透气海，皮下埋针，治疗1疗程，胃下极回升到髂嵴连线上15cm，临床症状消失。出院工作，随访3年，工作良好。（371医院. 面针配体针治疗胃下垂120例初步观察. 人民军医，1976）

第二章　耳　　针

耳针是用针或其他方法刺激耳郭上的穴位，以防治疾病的一种方法。它治疗范围较广，操作方便，无副作用，并可用于外科手术麻醉，对疾病的诊断也有一定的参考意义。

一、源流发展

运用耳郭诊治疾病在我国历史悠久，早在2000多年前的《黄帝内经》中，就已记载了许多借耳诊治疾病的经验和理论。如耳与经络、脏腑的关系，望耳诊断疾病，耳背放血治疗抽搐等。散载于历代医学著作中和民间流传的经验也很丰富。仅举历代有文字记载的耳穴就有耳尖、耳中、珠顶、郁中、三扁桃效、耳涌、窗笼、壳背等。历代刺激耳壳治疗过的病症已有头痛、眼病、气喘、面瘫、胃痛等14种以上。如《素问·缪刺论》记述："尸厥……不已，以竹管吹其两耳"。《灵枢·五邪》篇："邪在肝……取耳间青脉以去其掣。"隋代杨上善在《黄帝内经太素》中记述："耳间青脉，附足少阳瘈脉，一曰资脉，在耳本，如鸡足青脉络，刺出血如豆，可以去痹也。"元代危亦林《世医得效方》中指出："治口㖞斜即效，耳垂下麦粒大艾炷三壮，左灸右，右灸左"，"赤眼，挑耳后红筋"。1888年张振均就发表过耳背分属五脏的示意图。1949年以前山西运城的"孙三爷"因其擅长针刺耳郭治病而出名。1956年山东省莱西县（现为莱西市）卫生院发表了"针刺耳轮三点治疗急性扁桃腺炎"的文章。

法国医生P.Nogier于1956年提出了42个耳穴点和形如胚胎倒影的耳穴分布图。并曾在1961年、1975年和1983年多次加以增补和修改，近年来又提出了"三个位相学说"的设想。法国R.Jarhoot也在1971年提出过不同的耳穴。三十多年来，其他国家也曾提出过"腰痛点""疲劳恢复点"等少数耳穴。

P.Nogier的耳穴图于1958年介绍到我国，对我国针灸工作者有所启发。此后，耳针疗法逐渐普及，已用耳针治疗过200多种病症，观察到耳针对急性痛症、腮腺炎、支气管哮喘、带状疱疹等几十种病症疗效较为显著。在刺激耳穴的方法上增了耳压、埋针、电针、耳穴注射、磁疗、光针等，创造了耳针麻醉。在耳穴辅助诊断方面也积累了丰富的经验。各医学院校和研究部门还从经络、神经、体液等方面，运用解剖组织学、电生理学、生物化学、组织化学和核医学等方法，对耳穴与内脏的相关性进行了动物实验和人体观察，取得了可喜的成绩。我们在深入发掘古人经验的同时，在诊疗和针麻实践中不断提出了许多新耳穴，大大丰富了我们对耳穴的认识，逐步充实了我国的耳穴图。目前，该图在世界上传布最广，影响最大，已在近百个国家中得到运用。但由于人们对耳穴作用的认识各异，耳穴的作用机制尚未定论，目前耳穴的定位和命名较为混乱。

为了便于研究和交流，受世界卫生组织西太区办事处的委托，根据我国对耳穴的研究和实际应用情况，并参阅了英、法、德、日文文献，选取了临床上常用的，疗效好的，不能为其他穴所代替的耳穴，并兼顾不同语种的人都易于掌握的原则，制定了耳穴国际标准化方案。

1949年以来，特别是近40年来，耳针得到了迅速发展，治疗的病种在100种以上，遍及内、外、妇、儿、皮肤、眼、耳鼻喉等各科。临床已经证明，耳针不仅可以治疗功能性疾病，对许多器质性疾病以及疑难杂症也有较好疗效。由于耳针止痛效果好，自1968年以后全国广泛开展了耳针麻醉，针麻穴位也由多及少逐渐简化，但耳针麻醉尚存"三关"（镇痛不全，内脏牵拉反应，腹肌松弛不理想），须进一步解决。

二、理论基础

1. **耳与经络的关系**　中医学认为，耳与经络有着密切的联系。在《内经》中，对耳与经脉、经别、经筋的关系就有比较详尽的记载。如《灵枢·邪气脏腑病形》篇云："十二经脉，三百六十五络，其血气皆上于面而走空窍……其别气走于耳而为听……"十二经脉三百六十五络，有的直接入耳中，有的分布在耳区周围，沟通耳与全身脏腑器官的联系。经脉入耳中者，如"小肠手太阳之脉……其支者……却入耳中"，"三焦，手少阳之脉……其支者……系耳后，直上出耳上角……其支者，从耳后入耳中，出走耳前"，"胆足少阳之脉……其支者，从耳后入耳中，出走耳前"。分布于耳周者如"胃足阳明之脉……上耳前"，"膀胱足太阳之脉……其支者，从巅至耳上角"（《灵枢·经脉》）。经别之入耳中者，如"手阳明之别……其别者入耳，合于宗脉"。布耳后者如"手心主之正……出耳后"（《灵枢·经别》）。经筋之入于耳中者，如"手太阳之筋……其支者，入耳中，直者出耳上"，"足少阳之筋……其支者从颊结于耳前"，"手少阳之筋……其支者……循耳前"（《灵枢·经筋》）。十五络之会于耳中者，如"邪客于手足少阳、太阳，足阳明之络，此五络皆会于耳中"，"邪客于手阳明之络，令人耳聋，时不闻音"（《素问·缪刺论》）。在奇经方面，阴阳二跷循行"入耳后"，阳维"循头入耳"。

可见，耳与经络的关系十分密切，尤与手足三阳经关系最为密切。手足三阳经除手阳明大肠经外，皆入于耳中或分布于耳区周围。手足三阴经虽不直接入耳，却通过经别和阳经相合与耳贯通。

2. **耳与脏腑的关系**　如前所述，耳与经络有着极密切的关系，通过经络，又与五脏六腑密切相连，同时，九窍之一的耳，还是某些脏腑精气寄发之处。如《素问·金匮真言论》曰："心开窍于耳"。《素问·脏气法时论》曰："肝病者……虚则……耳无所闻……气逆则头痛，耳聋不聪"。《素问·玉机真脏论》曰："脾……其不及则令人九窍不通"。《素问·通评虚实论》则谓："头痛耳鸣，九窍不利，肠胃之所生也"。《杂病源流犀烛》曰："肺主气，一身之气贯于耳"。《素问·阴阳应象大论》曰："肾主耳"，"在脏为肾……在窍为耳"。

综上所述，耳不但与经络系统紧密相连，而且与全身脏腑息息相关，所以当脏腑发生病变时，通过经络的反应和传导作用，在相关耳穴处就会发生异常，出现阳性反应点，从而可依此进行诊断和治疗。

三、耳郭表面解剖

为了便于叙述和掌握耳针穴位的部位，必须熟悉耳郭解剖名称（图2-1、2、3）。

1. **耳轮**　耳郭最外缘的卷曲部分；其深入至耳腔内的横行突起部分叫"耳轮脚"；耳轮后上方稍突起处叫"耳轮结节"；耳轮与耳垂的交界处叫"耳轮尾"。

2. **对耳轮**　在耳轮的内侧，与耳轮相对的隆起部，又叫对耳轮体，其上

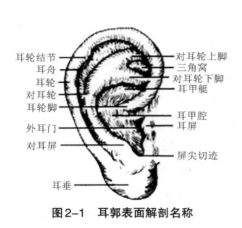

图2-1　耳郭表面解剖名称

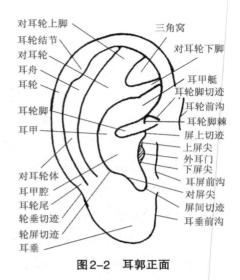

图2-2　耳郭正面

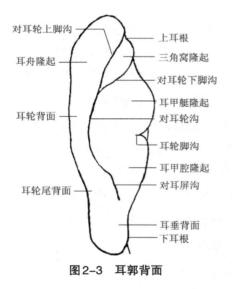

图2-3　耳郭背面

方有分叉，向上分叉的一支叫"对耳轮上脚"，向下分叉的一支叫"对耳轮下脚"。

3. **三角窝**　对耳轮上脚和下脚之间的三角形凹窝。

4. **耳舟**　耳轮与对耳轮之间凹沟，又称舟状窝。

5. **耳屏**　指耳郭前面瓣状突起部，又称为耳珠。

6. **屏上切迹**　耳屏上缘与耳轮脚之间的凹陷。

7. **对耳屏**　对耳轮下方与耳屏相对的隆起部。

8. **屏间切迹**　耳屏与对耳屏之间的凹陷。

9. **屏轮切迹**　对耳屏与对耳轮之间的稍凹陷处。

10. **耳垂**　耳郭最下部，无软骨的皮垂。

11. **耳甲艇**　耳轮脚以上的耳腔部分。

12. **耳甲腔**　耳轮脚以下的耳腔部分。

13. **外耳道口**　在耳甲腔内的孔窍。

四、穴位定位与主治

耳穴是耳郭表面与人体脏腑经络、组织器官、四肢百骸相互沟通的部位，即是疾病反应点又是疾病治疗点。

耳穴在耳郭的分布有一定规律，一般来说耳郭像一个倒置的胎儿，头部朝下，臀部朝上。其分布规律是：与头面部相应的穴位在耳垂或耳垂邻近；与上肢相应的穴位在耳舟；与躯干或下肢相应的穴位在对耳轮和对耳轮上、下脚；与内脏相应的穴位多集中在耳甲艇与耳甲腔；消化道在耳轮脚周围环形排列（图2-4）。

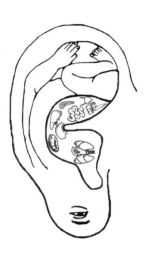

图2-4 耳穴形象示意图

耳穴是在医疗实践中逐渐发展起来的，目前耳穴总数已达200多个，这里主要介绍一些常用穴的定位、主治及功能、诊断（图2-5-1、2、3，表2-1）。

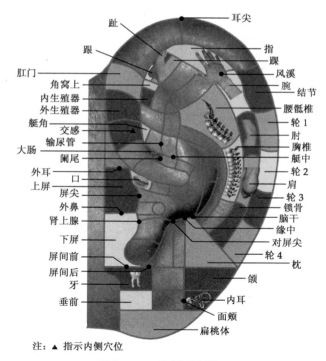

注：▲ 指示内侧穴位

图2-5-1 常用耳穴图1

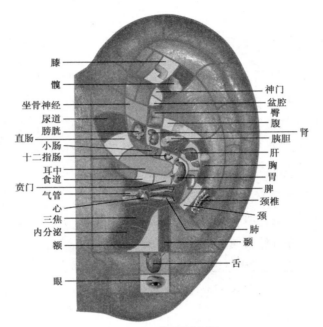

图2-5-2　常用耳穴图2

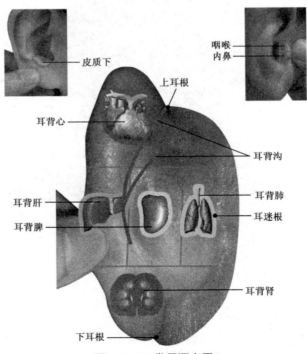

图2-5-3　常用耳穴图3

表2-1 常用耳穴定位及主治

解剖名称	耳穴名称	曾用名称及合并穴名	定位	主治病症参考
耳轮脚1穴	耳中	零点、膈、神经官能症点	耳轮脚	呃逆、荨麻疹、皮肤瘙痒症、小儿遗尿症、咯血
耳轮10穴	直肠	直肠下段	近屏上切迹的耳轮处，与大肠同水平	便秘、腹泻、脱肛、痔疮
	尿道		直肠上方，与膀胱同水平的耳轮处	尿频、尿急、尿痛、尿潴留
	外生殖器		尿道上方，与交感同水平的耳轮处	睾丸炎、附睾炎、外阴瘙痒症
	肛门	痔核点	与对耳轮上脚前缘相对的耳轮处	痔疮、肛裂
	耳尖	扁桃体1	耳轮端，与对耳轮上脚后缘相对的耳轮处	发热、高血压、急性结膜炎、睑腺炎
	结节	肝阳1、2，枕小神经，达尔文结节，髋关节痛	耳轮结节处	头晕、头痛、高血压
	轮1、轮2、轮3、轮4	扁桃体2、3，三扁桃效	在耳轮上，自耳轮结节下缘至轮垂切迹之间的耳轮分为4等份，由上而下依次为轮1、轮2、轮3、轮4	扁桃体炎、上呼吸道感染、发热
耳舟6穴	指	阑尾1	将耳舟分成6等份，自上而下，第1等份为指	甲沟炎、手指疼痛和麻木
	风溪	过敏区、荨麻疹点、结节内	指、腕两穴之间	荨麻疹、皮肤瘙痒症、过敏性鼻炎
	腕		第2等份为腕	腕部疼痛
	肘	睡眠诱导点	第3等份为肘	肱骨外上髁炎、肘部疼痛
	肩	阑尾2	第4、5等份为肩	肩关节周围炎、肩部疼痛
	锁骨	肾炎点、阑尾3	第6等份为锁骨	肩关节周围炎
对耳轮14穴	趾		对耳轮上脚的后上方，近耳尖部	甲沟炎、趾部疼痛
	跟		对耳轮上脚的前上方，近三角窝上部	足跟痛
	踝		跟、膝两穴之间	踝关节扭伤
	膝		对耳轮上脚的中1/3处	膝关节肿痛
	髋		对耳轮上脚的下1/3处	髋关节疼痛、坐骨神经痛

对耳轮上脚5穴

续表

解剖名称		耳穴名称	曾用名称及合并穴名	定位	主治病症参考
对耳轮14穴	对耳轮下脚3穴	臀		对耳轮下脚的后 1/3 处	坐骨神经痛、臀筋膜炎
		坐骨神经		对耳轮下脚前 2/3 处	坐骨神经痛
		交感		对耳轮下脚的末端与耳轮交界处	胃肠痉挛、心绞痛、胆绞痛、输尿管结石、自主神经功能紊乱
	对耳轮体6穴	颈椎	甲状腺	在对耳轮体部,轮屏切迹至对耳轮上、下脚分叉处分为	落枕、颈椎综合征
		胸椎	乳腺	5 等份,下 1/5 为颈椎、中 2/5 为胸椎、下 2/5 为腰骶椎	胸胁疼痛、经前乳房胀痛、乳腺炎、产后泌乳不足
		腰骶椎		颈椎前侧近耳腔缘	腰骶部疼痛
		颈		胸椎前侧近耳腔缘	落枕、颈项肿痛
		胸		腰骶椎前侧近耳腔缘	胸胁疼痛、胸闷、乳腺炎
		腹			腹痛、腹胀、腹泻、急性腰扭伤
三角窝5穴		神门		在三角窝内。对耳轮上、下脚分叉处稍上方	失眠、多梦、痛症、戒断综合征
		盆腔	腰痛点	在三角窝内。对耳轮上、下脚分叉处稍下方	盆腔炎
		角窝中	喘点、肝炎点	三角窝中 1/3 处	哮喘
		内生殖器	子宫、精宫、天癸	三角窝前 1/3 凹陷处	痛经、月经不调、白带过多、功能性子宫出血、遗精早泄
		角窝上	降压点	三角窝前上方	高血压
耳屏9穴		上屏		耳屏外侧面上 1/2 处	咽炎,单纯性肥胖症
		下屏		耳屏外侧面下 1/2 处	鼻炎,单纯性肥胖症
		外耳	耳	屏上切迹前方近耳轮部	外耳道炎、中耳炎、耳鸣
		外鼻	鼻眼净、饥点	耳屏外侧面正中稍前	
		屏尖	珠顶、渴点	耳屏上部隆起的尖端	鼻前庭炎、鼻炎
		肾上腺		耳屏下部隆起的尖端	发热、牙痛 低血压、风湿性关节炎、腮腺炎、间日疟、链霉素

解剖名称	耳穴名称	曾用名称及合并穴名	定位	主治病症参考
耳屏 9 穴	咽喉		耳屏内侧面上 1/2 处	中毒性眩晕
	内鼻		耳屏内侧面下 1/2 处	声音嘶哑、咽喉炎、扁桃体炎
	屏间前		屏间切迹前方，耳屏最下部，即耳屏 2 区下缘处	鼻炎、副鼻窦炎、鼻衄眼病
对耳屏 8 穴	对屏尖	平喘、腮腺	对耳屏的尖端	哮喘、腮腺炎、皮肤瘙痒症、睾丸炎、附睾炎
	缘中	脑点、脑干、遗尿点	对屏尖与轮屏切迹之间	遗尿、内耳眩晕症
	枕	晕点	对耳屏外侧的后上方	头痛、头晕、哮喘、癫痫、神经衰弱
	颞	太阳	对耳屏外侧面的中部	偏头痛
	额		对耳屏外侧的前下方	头痛、头晕、失眠、多梦
	皮质下	卵巢、睾丸、兴奋点	对耳屏内侧面	痛症、间日疟、神经衰弱、假性近视
	屏间后		屏间切迹后方，对耳屏下部，即对耳屏 1 区下缘处	眼病
	脑干		轮屏切迹处，即对耳屏 3、4 区之间	头痛、眩晕、假性近视
耳甲 21 穴	耳甲腔 10 穴			
	心		耳甲腔中央	心动过速、心律不齐、心绞痛、无脉症、神经衰弱、癔症、口舌生疮
	肺	肺点、结核点、肺气肿点	耳甲腔中央周围	咳喘、胸闷、声音嘶哑、痤疮、皮肤瘙痒症、荨麻疹、扁平疣、便秘、戒断综合征
	气管		在耳甲腔内。外耳道口与心穴之间	咳喘
	脾		耳甲腔的后上方	腹胀、腹泻、便秘、食欲不振、功能性子宫出血、白带过多、内耳眩晕症
	内分泌		耳甲腔底部屏间切迹内	痛经、月经不调、更年期综合征、痤疮、间日疟

解剖名称	耳穴名称	曾用名称及合并穴名	定位	主治病症参考
耳甲腔10穴	三焦		耳甲腔底部屏穴上方	便秘、腹胀、上肢外侧疼痛
	口		耳轮脚下方前1/3	面瘫、口腔炎、胆囊炎、胆石症、戒断综合征
	食道		耳轮脚下方中1/3处	食管炎、食管痉挛、癔病
	贲门		耳轮脚下方后1/3处	贲门痉挛、神经性呕吐
	胃	幽门、下垂点	耳轮脚消失处	胃痉挛、胃炎、胃溃疡、失眠、牙痛、消化不良
耳甲21穴	耳甲艇11穴 十二指肠		耳轮脚上方后部	十二指肠溃疡、胆囊炎、胆石症、幽门痉挛
	小肠、		耳轮脚上方中部	消化不良、腹痛、心动过速、心律不齐
	大肠		耳轮脚上方前部	腹泻、便秘、痢疾、咳嗽、痤疮
	阑尾		大、小肠两穴之间	单纯性阑尾炎、腹泻
	肝		耳甲艇的后下部	胁痛、眩晕、经前期紧张症、月经不调、更年期综合征、高血压、偎性近视、单纯性青光眼
	胰胆		肝、肾两穴之间	胆囊炎胆石症、胆道蛔虫症、偏头痛、带状疱疹、中耳炎、耳鸣、听力减退、急性胰腺炎
	肾		对耳轮上、下脚分叉处下方	腰痛、耳鸣、神经衰弱、肾盂肾炎、哮喘、遗尿、月经不调、遗精早泄
	膀胱		对耳轮下脚的前下方	膀胱炎、遗尿症、尿潴留、腰痛、坐骨神经痛、后头痛
	输尿管		肾区和膀胱区之间	输尿管结石绞痛
	艇角	前列腺	耳甲艇前上角	前列腺炎、尿道炎
	艇中	脐中、腹水、醉点、前腹膜、后腹膜	耳甲艇中央	腹痛、腹胀、胆道蛔虫症、腮腺炎

续表

解剖名称	耳穴名称	曾用名称及合并穴名	定位	主治病症参考
耳垂8穴	牙	拔牙麻醉点、牙痛点、升压点	耳垂正面，从屏间切迹软骨下缘至耳垂下缘划三条等距水平线，再在第二水平线上引两条垂直等分线，由前向后，由上向下把耳垂分为9个区。1区为牙、2区为舌、3区为颌、4区为垂前、5区为眼、6区为内耳、5、6区交界线周围为面颊、8区为扁桃体、7、9区为空白区	牙痛、牙周炎、低血压
	舌	上颚、下颚		舌炎、口腔炎
	颌	上颌、下颌		牙痛、颞颌关节功能紊乱
	垂前	拔牙麻醉点、神经衰弱点		神经衰弱、牙痛
	眼			急性结膜炎、电光性眼炎、麦粒肿、假性近视
	内耳			内耳眩晕症、耳鸣、听力减退
	面颊			周围性面瘫、三叉神经痛、痤疮、扁平疣
	扁桃体	扁桃体4		扁桃体炎、咽炎
耳背9穴	上耳根	郁中、脊髓1	耳根最上缘	鼻衄
	耳迷根		耳背与乳突交界的根部，耳轮脚对应处	胆囊炎胆石症、胆道蛔虫症、鼻塞、心动过速、腹痛、腹泻
	下耳根		耳根最下缘	低血压
	耳背沟	降压沟	对耳轮上、下及脚对耳轮主干在耳背面呈"Y"字形凹沟部	高血压、皮肤瘙痒症
	耳背心		耳背上部	心悸、失眠、多梦
	耳背脾		耳轮脚消失处的耳背部	胃痛、消化不良、食欲不振
	耳背肝		在耳背脾的耳轮侧	胆囊炎胆石症、胁痛
	耳背肺		在耳背脾的耳根侧	咳喘、皮肤瘙痒症
	耳背肾		耳背下部	头痛、头晕、神经衰弱

五、耳穴诊断法

耳郭作为人体整体的一个组成部分，具有反映整体全息的功能和作用。目前，耳诊的研究比较活跃，在传统视、触的基础上，还应用了一些现代科学技术手段，如耳穴探测仪、耳穴染色法等。从目前的发展水平来看，在定位诊断上可为临床提供一定的参考依据，但在定性诊断等方面，还有不足，仍在不断的探索之中。

（一）耳诊方法简介

1. 耳穴视诊　指根据耳郭上耳穴的变色、变形（隆起、结节、凹陷、肿胀等）、丘疹、脱屑、血管充盈等阳性特征，通过目视进行诊断疾病的一种方法。

视诊时，两眼平视，以拇指和食指牵拉耳郭对准光线，由内向外，由下向上，顺着解剖部位，分别仔细观察。发现可疑阳性反应点时，可用指从耳背顶起，使阳性反应处先绷紧，再慢慢放松，也可反复多次，以鉴别阳性反应物大小、形状、色泽等变化。当一侧耳郭发现有阳性反应点时，必须与对侧耳郭进行对比观察，以鉴别阳性反应的真伪和性质。要注意个体差异及男女老幼的不同。光线要充足，以自然光线为准。视诊前不要擦洗耳郭，以免皮肤充血、变色及出现假阳性反应点。

阳性反应

颜色：点、片状白色，或红晕，或红暗，或暗灰色，常见于消化系统疾病、妇科病，点片状充血红晕多见于急性炎症。

形态：结节状或条索状突起，凹陷，常见于肝病、结核、肿瘤、脊柱炎、胆结石、胃下垂、慢性器质疾病。

丘疹：常见于皮肤病、妇科病、气管炎、胃肠病。

脱屑：常见于皮肤病和内分泌方面的疾病。

血管充盈：常见于风湿病、疼痛、运动障碍、肝炎、心脏病。

2. 耳穴触诊

（1）划动法：利用探笔在耳郭各区进行划动寻找阳性反应的一种方法。

划动法中常见的阳性反应有：①凹陷：可触及点、线、片状不同规则的凹陷，并注意观察凹陷后色泽改变和凹陷恢复的时间，以辨虚实。色淡、色红、凹陷恢复时间慢多为虚证，色深红、凹陷恢复时间快多为实证。②水肿：划动时在耳郭相应部位上出现凹陷性水肿、水纹波动感。③隆起：多见点状、片状、条索状、条片状、圆形结节等。

（2）点压法：用一个直径约1.5mm的金属或非金属探棒均匀按压耳穴，通过寻找压痛点来诊断疾病的一种方法。本法主要适用于急性炎症病变、痛症和鉴别诊断，并为治疗确定刺激部位。

痛点的形成和消失与疾病的发生、发展和转归有一定的关系。在疾病发生之后，痛点即可形成，当病情发展或加重时，压痛点愈加敏感，随着病情的好转，痛点减轻以至消失。慢性病时，耳郭压痛点多不明显。对压痛程度，常据病人的反应加以判断：皱眉（＋）；眨眼（＋＋）；躲闪（＋＋＋）；呼痛难忍、拒按压（＋＋＋＋）。

检查时，要用力均匀，时间相等，不要用力过重。压痛点不明显时，可嘱病人比较，并找出压痛最明显的反应点。

3. **耳穴电测法（听诊法）** 与疾病相关的耳穴电阻较低（约20~500千欧），与疾病无关的耳穴电阻较高（500~100000千欧），根据这种电阻值的差异，使用耳穴探测仪诊断疾病的方法。

（1）探测仪的使用方法：①将探笔插入耳穴探测器插孔内。②使用者手持探极，病人手持握柄并握紧。③打开电源，调整电位器，一般可以上耳根穴为基准，测定基础电阻。

（2）探测方法：①全耳探测法：为初诊时常用的方法，其顺序为：三角窝→耳甲窝→耳轮→耳轮脚周围→耳甲腔→对耳屏→屏间切迹→耳屏→耳垂→对耳轮→对耳轮上、下脚→耳舟。②重点探测法：多用于鉴别诊断，复诊时常用。当探测到某个敏感点时，就要把和这个敏感点有关的、可构成诊断某疾病的其他穴进行仔细探测，以便产生初步诊断和鉴别诊断。如探测血压时，为区分血压的高低，通常先探测降压点，后探测升压点，并比较两个点声响变化的高低。

（3）探测结果与疾病的关系：①正常穴位：无声响，无压痛，为阴性（－）。②弱阳性穴位：仪器发出声响弱，音响出现时间不伴刺痛，为弱阳性（±）。③阳性穴位：仪器发出的声响较弱较快，伴轻微刺痛，为阳性（＋）。④强阳性穴位：仪器发生声响较强较快，伴刺痛，为强阳性（＋＋）。

一般来说，弱阳性反应提示机体相应部位上的病变反应，为初起或病愈，亦可为既往史。阳性反应提示机体相应部位上的病变正在发生发展或疾病正在演变、恢复之中。强阳性反应提示机体病变的主要部位，病情最重的部位。

（4）注意事项：①探测时，要求压力适中，速度不快不慢，各穴位停留时间一致。②探测前不宜擦洗耳郭。③婴儿、儿童良导点相对较少，并很少兼有刺痛，故一般出现良导点均应在诊断上予以分析。④仪器灵敏度要调好，电位器应从小调到适中敏感度。⑤探极大小以1.5mm较宜，探测时要随时调整探笔方向。⑥患者要握紧探极，以保持良好接触。⑦探测时，需行双耳探测，记录结果，进行综合分析。

近年来，耳穴染色法的研究也比较活跃，此法既可用于耳穴诊断，也可用于耳穴定位的研究，但由于需要特定的染色液，且临床上也尚未全面推广使用，故此处从略。

（二）耳部信息综合分析法

本法是对通过视、触、听等各种手段获取的耳部信息，进行综合分析，以提高耳穴诊断符合率的一种方法。具体可按以下程序进行。

1. 信息诊断记录分三步整理

第一步，按系统归类。拿到一份完整的耳部信息记录表时，首先对敏感穴按系统和脏腑器官进行归类，在每个系统内找出最强点，作出初步的判断。

第二步，找出各系统之间的内在联系。在完成第一步后，要根据一个系统和另一系统之间的内在联系，以最强信号为中心，排除假阳性，作进一步的判断。

第三步，结合临床症状和病史进行最后的确诊。一般的疾病通过前面两个步骤的整理，可作出初步诊断结果。但在临床中往往会遇到一些比较难以诊断的病症，就要结合临床症状和病史进行确诊。

2. 对具体病症可以从六个方面进行分析

（1）根据藏象理论进行分析：藏象学说是中医学研究人体各脏腑、组织器官的生理活动、病理变化及其相互关系的学说。所以，藏象学说是进行耳部信息综合分析的重要理论根据。例如，骨折病人在肾穴有阳性反应，胃痛病人在肝穴上有阳性反应，就可依"肾主骨""肝气犯胃"等理论进行分析。

（2）根据胚胎倒象学说进行分析：许多耳穴都是根据胚胎倒象学说进行定位和命名的，在分析时往往可利用这一规律。例如阳性信号位于两穴之间，按投影关系定位，可以推断病位所在。

（3）根据西医学理论分析：有一部分耳穴是根据西医学理论和方法进行研究和命名的，因此分析时必须参考西医学的理论。例如：十二指肠溃疡在耳郭上的反应，主要以消化系统为主，强信号集中在十二指肠。除此之外，西医学认为，十二指肠溃疡与大脑皮层功能紊乱有关，所以皮质下常出现信号；且由于迷走神经兴奋性增高，引起胃泌素增加，胃酸分泌过多，则交感、神门可出现较强信号；由于疼痛的放射，在肩、背、胸等穴也会出现阳性信号。所以对耳穴信息必须进行综合分析，灵活掌握。

（4）根据特定穴位进行分析：在耳穴中，有许多是具有特异性的穴位，往往一个穴位能代表一种病的性质，或代表一种特有的症状等。如低血压时，升压点呈阳性反应；过敏性疾病，过敏区呈阳性反应等。

（5）根据疾病的诊断参考穴分析：疾病的诊断参考穴是将大量的临床病例，经过统计学处理得出的，对耳穴信息综合分析具有重要参考意义。例如，肾、肾炎点、膀胱、输尿管、腰痛点等穴位，在肾炎时出现阳性反应概率很高，可作为诊断肾炎的重要参考穴。

（6）根据经络学说进行分析：利用经络与耳穴之间的关系进行分析，在排除假阳性及帮助正确诊断方面有重要意义。例如：睾丸有病变，往往在肝区出现一个明显的信号，这种现象不能误认为是肝脏发生了病变。

六、配穴方法

1. **按病变的相应部位选穴**　如胃病选胃穴；肩关节周围炎选肩穴；阑尾炎选阑尾穴。这样以相应部位为主取穴，再以其他穴位协同，才能提高耳针效果。

2. **按中医理论选穴**　如耳鸣选肾穴，因"肾开窍于耳"；目疾选肝穴，因"肝开窍于目"；失眠选心穴，因"心主神"，失眠多与心神不宁有关；皮肤病选肺穴，因"肺主皮毛"。

3. **根据西医学理论选穴**　如高血压选降压沟；心律失常选心穴；月经不

调选角窝中；因消化道溃疡发病多与精神因素有关，故选皮质下、交感两穴。

4. 依穴位功能取穴 部分耳穴具有特定的功能主治，如神门是止痛要穴，疼痛疾患除取相应部位外，可取神门；枕是止晕要穴，头昏、头晕可取枕；耳尖放血可清脑明目，有退热、降压、镇静、抗过敏的作用，故头昏健忘、发热、高血压、过敏性疾患可用耳尖放血。

5. 根据临床经验取穴 在耳针的临床实践中，发现了许多经验效穴，应合理应用，以提高耳针治疗效果。如神门、枕二穴都具有镇静、镇痛、安眠作用，主要是抑制作用，故在治疗肝炎、肝炎后综合征，胃肠功能紊乱等疾病时，勿用神门、枕二穴，以避免对胃肠功能活动起到抑制作用，从而造成腹胀、肋胁胀满等症状加重。这时，应选择疏肝健脾，理气消胀的穴位，如肝、脾、三焦、艇中、皮质下等。当肝胃不和，又伴失眠多梦时，应以疏肝和胃为主，中医认为"胃不和则卧不安"，如果先治疗失眠多梦或两症兼治，均收不到预期的效果。

七、适应证

1. 各种疼痛性疾病 耳针具有较好的止痛作用，对外伤性疼痛、手术后疼痛、炎症性疼痛、神经性疼痛、肿瘤性疼痛等均有显著的疗效。

2. 各种炎症性疾病 如急性结膜炎、中耳炎、牙周炎、咽喉炎、气管炎、肠炎、盆腔炎、风湿性关节炎、面神经炎等有一定的消炎止痛功效。

3. 一些功能紊乱性疾病 对眩晕、心律不齐、高血压、多汗症、肠功能紊乱、月经不调、遗尿、神经衰弱、癔症等具有良性调整作用，促进病症的缓解和痊愈。

4. 过敏与变态反应性疾病 对过敏性鼻炎、哮喘、过敏性结肠炎、荨麻疹等病，能消炎、脱敏，改善免疫功能。

5. 内分泌代谢性疾病 对单纯性甲状腺肿、甲状腺功能亢进、围绝经期综合征等，耳针有改善症状、减少药量等辅助治疗作用。

6. 一部分传染性疾病 对急性细菌性痢疾、疟疾、青年扁平疣等，耳针能恢复和提高机体的免疫防御功能，以加速疾病的痊愈。

7. 各种慢性病 对腰腿痛、肩周炎、消化不良、肢体麻木等，耳针可以改善症状，减轻痛苦。

此外，耳针还可用于针刺麻醉（耳针麻醉）；产科方面，如催产、催乳等；预防感冒、晕车、晕船；预防和处理输血、输液反应；戒烟、减肥、戒毒等。

八、耳穴诊断和取穴治疗

（一）内科

消化系统疾病

1. 急性胃炎

视诊：胃区呈现点或片状红润，有光泽。

触诊：胃区压痛。

电测：胃区呈现阳性反应。

取穴：胃、脾、大肠、小肠、神门。

2. 慢性胃炎

视诊：胃区呈片状白色隆起，边缘不清。

触诊：胃区呈片状隆起，较硬者可伴有条索。

电测：胃区呈阳性反应。

取穴：胃、脾、肝、大肠、小肠。

3. 慢性胃炎急性发作

视诊：胃区呈点状或片状红润，有光泽。

触诊：胃区压痛明显。

电测：胃区呈阳性或强阳性反应。

取穴：胃、脾、皮质下、神门。浅表性胃炎配交感；萎缩性胃炎配胰、胆、内分泌；肝胃不和型配肝、艇中、中焦。

4. 胃溃疡

（1）活动期

视诊：胃区呈点或片状红晕，有时可见米粒大小的凹陷，边缘整齐有光泽，可见毛细血管充盈。

触诊：痛甚，凹陷。

电测：胃区阳性反应明显。

（2）静止期

视诊：胃区呈点或片状发白，有时可见凹陷。

触诊：无压痛，可触及条索和凹陷。

电测：胃区无明显阳性反应。

5. 十二指肠溃疡

（1）活动期

视诊：十二指肠穴可见似高粱米粒大小的凹陷、色红、边缘整齐、可侵及耳轮脚上缘；可见血管充盈，多趋向胰胆区。

触诊：痛甚或呼痛难忍、拒按。

电测：十二指肠穴呈明显阳性反应。

（2）恢复期

视诊：十二指肠穴可见高粱米粒大小的凹陷、色暗紫、边缘整齐、血管充盈。

触诊：痛甚。

电测：十二指肠穴呈阳性反应。

（3）静止期

视诊：十二指肠穴可见高粱米粒大小的凹陷、色暗、边缘整齐，可侵及耳轮脚上缘，凹陷可见暗紫色充盈的毛细血管。

触诊：可触及条索状增生，无压痛。如果在凹陷区触及条片状隆起，多提示十二指肠球部变形。

电测：十二指肠穴无反应。

取穴：胃或十二指肠、皮质下、脾、交感、神门。肝胃不和型配肝、三焦；胃阴不足型配胰、胆、内分泌。

6. 急性肠炎

视诊：大肠区呈片状充血、红润、有光泽及脂溢，少数有丘疹样。

触诊：大肠区平坦或略似凹陷，有触痛。

电测：大肠区呈阳性反应。

取穴：大肠、小肠、肺、神门。

7. 慢性肠炎

视诊：大肠区呈片状充血、凹陷、色暗紫、脂溢较多。触诊：片状凹陷，触痛。

电测：大肠区呈阳性反应，若过敏区、内分泌亦呈阳性反应为过敏性结肠炎。

取穴：直肠、大肠、神门、枕、内分泌，脾、交感。脾肾阳虚配肾；肠胃不和配小肠、胃。

8. 便秘

视诊：大肠区呈片状或条索状隆起，可见有糠皮样脱屑。

触诊：大肠区呈片状或条索状隆起发硬，亦可触及条索。

电测：呈可疑阳性反应。

取穴：大肠、三焦、脾、腹、皮质下。

9. 肠功能紊乱

视诊：小肠区呈片状白色隆起，可见艇中穴隆起水肿；大肠区平坦或凹陷，色红或暗紫。

触诊：小肠区呈片状隆起，可出现压痕、色淡；大肠区平坦或低平；大小肠区触痛均不明显。

电测：大小肠区呈阳性反应。

取穴：胃、肝、交感、脾、神门、枕、皮质下。

10. 急性肝炎

视诊：肝区呈点状红润、有光泽。

触诊：肝区压痕、色红，压痕恢复的时间快，有触痛。

电测：肝炎点、肝穴均呈阳性反应。

取穴：肝、胆、大肠、胃。

11. 慢性肝炎

视诊：肝区可见片状隆起，在肝区或隆起处可见点、片状发绀。

触诊：肝区呈片状隆起，触痛，压痕可呈红色或淡红色，恢复平坦的时间不一。

电测：肝炎点、肝区呈阳性反应。若肝炎点呈阳性反应，肝区无反应，多提示既往有肝功能不正常。

取穴：肝、胆、艇中、三焦、耳中、皮质下。配穴：肝炎点、内分泌。

12. 急性胆囊炎

视诊：肝区呈点片状红润、有光泽。

触诊：压痛明显。

电测：肝区呈阳性反应。

取穴：肝、胆、胃、脾、大肠。

13. 慢性胆囊炎

视诊：胆区呈白色片状隆起，边缘清楚。

触诊：胆区片状隆起发硬，并可触及条索，压痛不明显。

电测：呈弱阳性反应。

取穴：神门、肝、胆、胃。

14. 胆道感染

视诊：胆和十二指肠区可见片状红润或暗紫色凹陷，血管充盈呈暗紫色。

触诊：胆道区凹陷，偶可触及条索或条片状改变，压痛明显。

电测：呈阳性或强阳性反应。

取穴：耳尖放血，交感、神门、胆或胆道、肝、内分泌、艇中。胆石症：胆、胆道、交感、神门、内分泌、皮质下、艇中。配穴：肝、耳迷根。

呼吸系统疾病

1. 感冒

电测：肺、咽喉、内鼻、气管、口均呈阳性反应。

取穴：肺、内鼻、气管、咽喉。发烧配耳尖、屏尖、肾上腺放血。前头痛配额；偏头痛配颞；后头痛取枕；咳嗽配气管、支气管、平喘。

2. 慢性支气管炎

视诊：气管、支气管区呈白色隆起，少数有白色丘疹，无光泽。

触诊：气管、支气管区片状隆起及条索状变形，触痛不明显。

电测：气管、支气管穴呈阳性反应。

取穴：肺、支气管、大肠、神门。

3．支气管哮喘

电测：肺、支气管、内分泌、平喘、过敏区出现阳性反应。

取穴：气管、支气管、平喘、神门、耳门、肺。配穴：枕、内分泌、脾、大肠、肾。

心血管系统疾患

1．原发性高血压

触诊：降压点伴有条索，多提示为高血压病动脉硬化。

电测：降压点阳性反应而升压点无反应多提示高血压。

取穴：耳尖或降压沟（放血）、上角窝、心、额、皮质下、肝、交感。

2．冠心病

触诊：以左耳心区为主。凹陷性水肿，水纹波动感，呈条索或条片状隆起，呈刺痛感。

电测：心区、皮质下呈阳性反应。

取穴：心、小肠、皮质下、交感。配穴：胸、肝、心脏点。

3．阵发性心动过速

触诊：心区触及条索或条片状隆起，有压痛。

电测：心脏点、心、皮质下呈阳性反应。

取穴：心、神门、内分泌、皮质下。

4．心律不齐

电测：心、心脏点、小肠、皮质下呈阳性反应。

取穴：神门、内分泌、小肠、心、皮质下。

5．房室传导阻滞

视诊：心区呈米黄色或黄褐色针尖大小的丘疹，呈米字形排列，多为完全性传导阻滞；呈半字形排列多为不完全性传导阻滞。

取穴：心、小肠、皮质下。配穴：心脏点、交感、神门。

神经系统疾病

1．头痛

（1）前头痛

视诊：额区呈圆形、条状或片状不规则隆起。

触诊：额区可触及圆形、条状、片状不规则或条索状增生。

电测：额区呈阳性反应。

（2）偏头痛

视诊：颞（太阳穴）呈不规则片状隆起。

触诊：颞（太阳穴）呈不规则片状或条索。

电测：颞区呈阳性反应。

上述耳诊所见若两侧颞穴均呈阳性反应，则为两颞侧痛或太阳部位痛，若一侧颞穴呈明显阳性反应，则为偏头痛。

（1）后头痛

视诊：枕穴呈片状隆起。

触诊：枕穴呈片状隆起。

电测：枕区呈片状隆起。

（2）头顶痛

视诊：顶穴呈片状隆起。

触诊：顶穴呈片状隆起。

电测：顶区呈阳性反应。

（3）全头痛

视诊：对耳屏外侧、颞、枕、顶、额均可见片状不规则隆起。

触诊：对耳屏对侧呈凹凸不平的隆起。

电测：颞、顶、枕额均呈阳性反应。

取穴：耳尖（放血）、神门、皮质下。前头痛配额、胃；偏头痛配颞、胆、交感、外耳；后头痛配枕、膀胱；头顶痛配顶、肝；全头痛配额、颞、枕、顶、外耳。

2. 神经衰弱

视诊：神经衰弱区呈不规则的隆起。

触诊：神经衰弱区呈条片状软骨增厚。

电测：神经衰弱区、心区、神经系统皮质下，呈阳性反应。若神经衰弱点呈阳性反应，则提示睡眠轻、易醒，且醒后仍难入睡。

取穴：耳尖（放血），神门、心、皮质下、枕、神经衰弱区，神经衰弱点。

心脾不足配脾；肝郁气滞配肝；心虚胆怯配胆；心肾不交配肾。

泌尿系统疾病

1. 肾炎

（1）慢性肾小球肾炎

视诊：肾区呈白色片状隆起或丘疹样改变，有光泽。

触诊：肾区、内分泌、肾炎点刺痛。肾区呈水肿凹陷。

电测：肾区、内分泌、肾炎点、内分泌。

（2）慢性肾盂肾炎

触诊：肾、尿道压痛、尿道可触及条索样改变。

电测：肾、尿道呈阳性反应。

取穴：肾、尿道、膀胱、内分泌、肾炎点。

2. 阳痿

电测：以电测为主，内生殖器（精宫）、盆腔、前列腺、尿道、肾、睾丸、内分泌，均呈阳性反应。

取穴：外生殖器、睾丸、内生殖器、兴奋点、缘中、肝。

3. 遗尿症

取穴：膀胱、尿道、支点、兴奋点。配穴：肝。

（二）骨科

1. 急性扭、挫伤

视诊：相应部位呈点片状红润。

触诊：相应部位压痕、刺痛。

电测：相应部位呈阳性反应。

取穴：相应部位、神门。配穴：肝、脾，膀胱。

2. 肩周炎

视诊：肩部呈点片状白色或褐色隆起变形。

触诊：肩部凹凸不平，并可触及索条。

电测：肩部呈阳性反应。

取穴：肩、神门。配穴：肝、脾、内分泌。

3. 坐骨神经痛

电测：臀、髋、坐骨、膝关节、腓肠肌点、踝、跟、趾均呈良导反应。

取穴：坐骨、臀、神门。配穴：膀胱、肝及相应部位。

（三）妇科

1. 盆腔炎

视诊：盆腔点呈片状红润。

触诊：盆腔点处隆起变形。

电测：盆腔点呈阳性反应。

取穴：耳尖（放血）、盆腔、内分泌、肝、脾、神门。

2. 月经不调

电测：以电测为主，子宫穴呈良导点反应。子宫穴若触诊凹陷，视诊色红润，多为月经过多或月经提前。触诊：子宫穴若触诊片状隆起，视诊色暗紫，无光泽，多为月经过少或经期延长。

取穴：子宫、内分泌、卵巢、脑点、肾、肝、脾。

3. 痛经

取穴：子宫、内分泌、卵巢、脑点。配穴：神门、腹、肝、皮质下、交感。

4. 功能性子宫出血

取穴：子宫、脑点、卵巢、内分泌、脾。配穴：肝肾、膈。

5. 闭经

取穴：子宫、卵巢、脑点、肾、肝、脾。

（四）皮肤科

1. 荨麻疹

（1）急性荨麻疹

视诊：过敏区呈大片状红润。

触诊：过敏区压痕，色红，恢复时间快。

电测：过敏区呈阳性反应，全身经电测触压后，可出现划痕反应、色红。

（2）慢性荨麻疹

视诊：过敏区、肺区呈糠皮样脱屑。

触诊：过敏区水肿压痕，压痕色白，恢复时间慢。

电测：过敏区呈阳性反应，经电测、触压后可出现划痕反应。

取穴：耳尖（放血）、结节内、肾上腺、内分泌、肝、肺、脾、神门。配穴：胃、小肠、枕。

2. 神经性皮炎

视诊：肺区相应部位呈糠皮样脱屑，不易擦掉。

电测：肺区相应部位呈阳性反应点。

取穴：过敏点、肺、大肠。

3. 脂溢性皮炎

视诊：全耳郭呈脂溢性脱屑。

电测：肺区、内分泌呈阳性反应。

取穴：耳尖、相应部位（点刺放血）、内分泌、肺、脾、肾上腺。配穴：心、大肠、神门。

（五）五官科

1. 近视

视诊：目2隆起。

触诊：目2呈不规则隆起。

电测：目、眼呈阳性反应。

取穴：耳尖（放血）、肾、肝、眼、目2、脾。

2. 听力减退、耳鸣

视诊：内耳穴呈点、片、线状的红润或暗紫、褐色皮肤皱褶，凹陷，可延伸至眼、目2，形成耳鸣沟。

触诊：内耳穴凹陷。

电测：内耳穴呈阳性反应。

取穴：耳尖（放血）、内耳、外耳、肾、肝、胆、三焦、枕。

3. 过敏性鼻炎

视诊：内鼻区呈白色片状隆起似水肿。

触诊：内鼻区水肿、压痕，过敏区压痕。

电测：内鼻区、过敏区呈阳性反应。

取穴：内鼻、肺、肾上腺、结节内、内分泌。

4. 慢性鼻炎

视诊：内鼻区呈白色片状隆起似水肿。

触诊：内鼻区水肿、压痕，过敏区压痕。

电测：内鼻区、过敏区呈阳性反应。

取穴：内鼻、肺、外耳。配穴：内分泌、结节内、肾上腺。

5. 龋齿

视诊：上颌或下颌区呈点状或线状不规则凹陷、皮肤皱褶。

触诊：上颌或下颌压痕，压痕浅、色白，恢复时间快。

电测：上颌或下颌区呈阳性反应。

取穴：颌口、神门、耳尖（放血）。

九、操作方法

1. 定穴　根据疾病的诊断确定处方。一方面通过耳诊寻找刺激点，另一方面根据耳穴功能取穴。

2. 消毒　使用耳针，必须严格消毒。消毒包含两个方面，一是针具的消毒，另外是皮肤消毒。耳穴皮肤消毒先用2%碘酒消毒，再用75%酒精消毒并脱碘。如不严格消毒，感染后容易引起耳骨膜炎，造成不良后果。

3. 治疗方法

（1）毫针刺法：应用毫针针刺耳穴。进针时，术者用左手拇、食二指固定耳郭，中指托着针刺部的耳背，这样既可掌握针刺的深度，又可减轻针刺的疼痛。然后用右手拇、食、中指持针，在有压痕的耳穴或敏感处进针。进针法可分速刺法和慢刺法。刺激的强度和手法应视患者的病情、诊断、体质和耐痛度等综合决定。针刺的深度也应根据患者耳郭局部的厚薄而灵活掌握，一般刺入皮肤0.2~0.3寸即可。刺入耳郭后，如局部感应强烈，患者症状即刻有所减轻，若局部无针感，应调整毫针针尖方向。留针时间一般为20~30分钟，慢性病、疼痛性疾病留针时间可适当延长。儿童、老年人、体弱者不宜久留。

起针时，左手托住耳背，右手起针，并用消毒干棉球压迫针眼，以免出血。

（2）电针：电针法是将毫针法与脉冲电流刺激相结合的一种方法。利用不同波形的脉冲刺激以强化针刺耳穴的调节功能，达到增强疗效的目的。凡适宜耳针治疗的疾病均可应用，临床上常适用于治疗一些神经系统疾病、内脏痉挛痛、哮喘等，还可应用于耳针麻醉。

（3）埋针：是将皮内针埋于耳穴内治疗疾病的一种方法。此法适用于一些慢性病疼痛，可起到持续刺激，巩固疗效或防止复发的功能。

使用时，消毒局部皮肤，左手固定耳郭，绷紧埋针处皮肤，右手用镊子夹住消毒的皮内针柄，轻轻刺入所选穴位皮内，一般刺入针体的2/3，再用胶布固定。一般仅埋患侧单耳，必要时可埋双耳。每日自行按压3次，留针3~5天。

如果埋针痛处影响睡眠时，应适当调整针尖方向或深浅度。埋针处不宜淋湿浸泡，夏季埋针时间不宜过长，以免感染；局部有胀痛还应及时检查。如果针眼处皮肤红肿有炎症或冻疮则不宜埋针。

（4）压籽法：在耳穴表面贴敷小颗粒状药物的一种简易刺激方法。耳穴贴敷压籽法治疗一些病症，不仅能收到毫针、埋针同样的疗效，而且安全无痛、副作用少、不易感染。适用于老年、儿童及惧痛的患者。压籽法能起到持续刺激的作用，患者可以定时或不定时地在贴敷处按压以加强刺激，对于一些老年慢性支气管炎、高血压、胆石症，遗尿症等慢性病更为适用。

压籽法所用材料可就地取材，如油菜籽、小米、莱菔子、王不留行等，以王不留行为最好。应用时，将王不留行贴附在小方块胶布中央，然后贴敷于耳穴上，每天患者可自行按压数次，3~5天复诊时，按病情酌情增减或更换穴位。

使用中应防止胶布潮湿或污染，以免引起皮肤炎症。个别病人可能对胶布过敏，局部出现红色粟粒样丘疹并伴有痒感，可加用下屏尖穴或改用毫针法治疗。孕妇可用压籽法。

（5）温灸法：用温热刺激作用于耳郭以治疗疾病的一种方法。有温经散寒、疏通经络的作用。本法多用于虚证、寒证、痹痛等。

（6）刺血法：用三棱针在耳穴处放血的一种治疗方法。凡属血瘀不散所致的疼痛，邪热炽盛所致的高热抽搐，肝阳上亢所致的头昏目眩、结膜红肿痛等症，均可采用刺血法。刺前必须按摩耳郭使其充血，严格消毒，隔日1次，急性病可1日2次。

（7）耳穴药物注射法：耳针药物注射法又称为水针法，是用微量药物注入耳穴，通过针刺及药物作用治疗疾病的方法。

（8）梅花针法：用耳梅花针或耳毫针点刺耳穴治疗疾病的方法，具有疏通经络，调节脏腑功能的作用。

（9）割耳敷药法：用刀片在耳穴上划破皮肤后敷药的一种方法，具有镇静、止痛、止痒、脱敏等作用。

（10）耳穴贴膏法：用有刺激性的药膏贴在耳穴上的一种治疗方法。适应于气管炎、胃疼、头疼、哮喘、冠心病、腰腿疼、四肢关节痛、高血压病。

（11）耳穴综合疗法：将按摩、割耳、放血、针刺和注射疗法结合应用的方法。

（12）放射性同位素疗法：应用不同的放射性同位素，贴敷耳穴或进行耳穴注射的方法。

（13）磁疗法：用磁场作用于耳穴，以治疗疾病的一种方法。分为直接贴敷法、间接贴敷法、埋针加磁法、磁电法、磁泥疗法等。在使用此法过程中，可能会出现一些不良反应，但绝大多数患者会自行消失，少数停止治疗后即可消失。

（14）光针法：用激光作用于耳穴，以治疗疾病的方法。它以激光对人体组织的热作用，用来代替古典针刺机械能，试以提高疗效。

（15）耳夹法：用耳夹作用于耳穴，以治疗疾病的方法。本法的优点是患者自己操作，可作为耳针治疗后巩固疗效。对扁桃体炎、结膜炎、头痛、胃痛疗效较好。

（16）按摩法：在耳部不同部位用双手进行按摩、提捏的一种治疗方法。包括全耳按摩、摩耳轮、提拉耳垂诸法。

十、注意事项

1. 严格消毒，防止感染。

2. 外耳患有溃疡、湿疹、冻疮破溃诸症时，暂不宜针刺。

3. 有习惯性流产的孕妇禁用耳针。孕妇40天~3月不宜针刺。5个月后需治疗者，可轻刺激，但不宜用子宫、腹、卵巢、内分泌等穴。

4．严重心脏病者，不宜使用，更不宜采用强刺激。年老体弱，严重贫血，过度疲劳等情况，耳针慎用或暂不用。

5．耳郭部针刺比较疼痛，须患者配合接受耳针治疗，并要防止晕针。

6．如用毫针、电针治疗，一般隔天一次；用激光照射耳穴每天一次；用压籽、磁疗法则每隔5~7天一次。根据临床体会，耳穴轮流选用，同一个耳穴无论用哪一种刺激方法治疗，治疗次数以5~10次为宜。几种方法可单独使用，也可配合使用。

十一、临床应用

1．**内科疾病** 临床证明，耳针对间日疟有一定的疗效，针刺双耳皮质下、内分泌、肾上腺穴治疗51例，总有效率为78.4%。在症发前2小时左右，于耳郭肝和脑垂下两穴埋针6小时，经治692例，有效率可达93.3%。

在病理状态下，耳针对呼吸功能有调整作用。针刺耳穴内分泌、肾上腺、平喘、三焦、肺、交感等治疗伴有血管舒缩性鼻炎的变态反应性支气管哮喘，或电耳针肺穴配体针合谷、曲池、足三里、太冲治疗哮喘症状持续患者，均有显著疗效。还有人用耳穴肾上腺配肝俞、脾俞、肾俞治疗132例感染性变态反应性支气管哮喘患者，发现疗效最明显的是轻度和中度支气管哮喘，伴有广泛性肺硬化和炎症恶化及重型哮喘患者疗效较差。对长期应用皮质激素的严重支气管哮喘病人，采用耳针配体针治疗，有促进肾上腺皮质功能的作用，减少患者的激素维持剂量。取耳穴喘点、平喘、脾、肾上腺睾丸，埋针治疗慢性气管炎，也有较好的疗效。

对膈肌痉挛的治疗，有的采用耳针配合体针治疗，耳针取神门、膈；体针取天突、内关。还有在耳膈区、神门或脑干穴找到痛点，以王不留行按压，多数病例治疗后症状立即明显减轻，甚至消失。

耳穴埋针治疗慢性肝炎，对降低谷丙酶的作用显著。

对在抗精神病药物治疗过程中出现唾液分泌增多的20例患者，采用激光照射两耳交感穴治疗，总有效率为80%。

对输液疗法中致热反应99例患者，用耳针治疗，针1次后，79例立即显效

（即进针3分钟内停止反应）。

耳针疗法治疗手术患者的精神紧张、输血反应、输液反应，见效快、操作简单，同时有升压、降温、不必中止输血、输液等优点。

对链霉素中毒患者，可以肾、皮质上、肺为主穴进行治疗。

在肺、脾、胃、内分泌、神门等穴埋耳针减肥，经治350例，有效率为66.9%。

以耳穴中的头部代表区枕、额、太阳等穴治疗65例血管性及功能性头痛患者，取得了76.4%的即时疗效。此外，有人用耳针治疗头痛患者44例，均获佳效。

对神经衰弱患者，在耳穴上采用不同刺激方法治疗，临床症状均有不同程度的改善。对失眠患者，在耳穴心、神门、皮质下、肾、失眠等穴埋针治疗，多数患者食欲增加，头昏眼花、心悸乏力、健忘等症状亦获不同程度的改善。也有在耳穴贴酸枣仁治疗失眠，一般一个疗程即可奏效或治愈。

2. 骨科疾病 对坐骨神经痛，针耳穴腰、臀、下肢、神门、肝的压痛穴，经治10例，只有1例无效。周海平认为取对侧耳穴坐骨神经点，以进针后耳郭出现痛、热、胀感者疗效较佳。

此外，耳针对急性腰扭伤、痛风，或一些神经痛效果甚好，一般1~2次治疗即可恢复。

3. 外科与皮肤科疾病 采用激光照射耳穴肝、胆、神门穴位区域内敏感点以及病灶相应穴位，治疗带状疱疹，可以缩短本病的自然病程，加速其痊愈，与其他疗法相比，疗效较佳，并观察到痊愈者的细胞免疫功能有明显升高。针刺耳穴肺、神门为主穴，过敏点、内分泌为配穴可治疗皮肤瘙痒。耳穴割治法治疗银屑病以及耳针治疗盘状红斑狼疮也有报道。

有人取耳穴疖肿穴、皮质下为主，配合内分泌穴或脾穴、胃穴，刺出血治疗黄褐斑283例，有效率85%。还有用刺耳疗法治疗扁平疣患者，多在针刺2~6次后痊愈。

4. 五官科疾病 有人对45名经多种药物治疗和理疗效果不佳的慢性鼻炎患者，改用耳针治疗，其中15例配合头针治疗，治疗后自觉症状全部消失。也有人在耳穴内鼻、肺、肾上腺、额穴压豆治疗慢性鼻炎42例，治愈34例。还有报道，在耳背放血治疗慢性咽炎，采用激光耳穴照射治疗复发性口疮以及耳针治疗下颌关节功能紊乱。

对急性传染性结膜炎，杨氏等以三棱针点刺耳尖穴为主放血治疗，获得较好疗效，卢氏等以激光照射耳穴目1、目2、眼区，治疗285例，痊愈138例，显效95例，有效率100%。

王氏在耳穴的肝、肾、心、眼、目1、目2埋针，对207名患者、404只近视眼进行治疗，总有效率占治疗总眼数的91.8%。张氏用埋耳针治疗老年白内障153例，取眼、肝、肾、内分泌、交感及神门等穴，治疗后视力提高非常显著。

此外采用耳针和耳穴压豆的方法治疗梅尼埃病，也收到比较满意的疗效。

5. **麻醉与镇痛**　耳针麻醉应用于外科，原南京医学院采用耳针麻醉的手术共达10多种，有效率88.5%。在后颅手术的290例病人中，成功率为96.5%。耳针麻醉下进行胃大部切除术，成功率95.1%。术中血压、脉搏均较平稳，且术后恢复快。小儿腹部手术时，基础麻醉加耳电针麻醉能达到比较浅的中枢抑制，同时又保证了足够的局部止痛作用。也有采用耳穴磁针或耳穴注射麻醉法行拔牙术。国外也有人观察了电耳针手术镇痛、手术包括肺叶切除术、食管部分切除术、胰和十二指肠切除术等，认为此法镇痛效果良好，可减少手术中和手术后作用止痛药物。

此外，选用耳穴肺、胃、皮质下埋针戒烟，也取得了一定的疗效。

6. **疾病诊断**　耳针对某些疾病的诊断也有重要意义，有人用耳穴染色结合粉尘接触史诊断矽肺，符合率可达95%。有人认为，肝脏疾病患者常常在耳穴肝区出现隆起，于是可作为诊断慢性肝炎，尤其是肝肿瘤的辅助手段。还有人对耳部食管穴诊断食管癌也做了研究。

附：耳穴国际标准化方案

为了便于研究和交流，我国受世界卫生组织西太区办事处的委托，根据我国对耳穴的研究和实际应用情况，并参阅了英、法、德、日文文献，选取了临床上常用的、疗效好的，不能为其他穴所代替的耳穴，并兼顾不同语种的人都易于掌握的原则，制定了本方案（表2-2、图2-6~13）。

表2-2　耳穴国际标准化方案

解剖名称	耳穴名称	曾用名称及合并穴名	定位	主治病症参考
耳轮脚1穴	耳中	零点、膈、神经官能症点	耳轮脚	呃逆、荨麻疹、皮肤瘙痒症、小儿遗尿症、咯血
耳轮12穴	直肠	直肠下段	近屏上切迹的耳轮处，与大肠同水平	便秘、腹泻、脱肛、痔疮
	尿道		直肠上方，与膀胱同水平的耳轮处	尿频、尿急、尿痛、尿潴留
	外生殖器		尿道上方，与交感同水平的耳轮处	睾丸炎、附睾炎、外阴瘙痒症
	肛门	痔核点	与对耳轮上脚前缘相对的耳轮处	痔疮、肛裂
	耳尖	扁桃体1	耳轮端，与对耳轮上脚后缘相对的耳轮处	发热、高血压、急性结膜炎、睑腺炎
	肝阳	肝阳1、2，枕小神经，达尔文结节，髋关节痛	耳轮结节处	头晕、头痛、高血压
	轮1、轮2、轮3、轮4、轮5、轮6	扁桃体2、3，三扁桃效	在耳轮上，自耳轮结节下缘至耳垂下缘中点划为5等份共6个点，由上而下依次为轮1、轮2、轮3、轮4、轮5、轮6	扁桃体炎、上呼吸道感染、发热
耳舟6穴	指	阑尾1	将耳舟分成6等份，自上而下，第1等份为指	甲沟炎、手指疼痛和麻木
	风溪	过敏区、荨麻疹点、结节内	指、腕两穴之间	荨麻疹、皮肤瘙痒症、过敏性鼻炎
	腕		第2等份为腕	腕部疼痛
	肘	睡眠诱导点	第3等份为肝	肱骨外上髁炎、肘部疼痛
	肩	阑尾2	第4、5等份为肩	肩关节周围炎、肩部疼痛、肩关节周围炎

续表

解剖名称	耳穴名称	曾用名称及合并穴名	定位	主治病症参考
耳舟6穴	锁骨	肾炎点、阑尾3	第6等份为锁骨	
对耳轮14穴	对耳轮上脚5穴 趾		对耳轮上脚的后上方，近耳尖部	甲沟炎、趾部疼痛
	跟		对耳轮上脚的前上方，近三角窝上部	足跟痛
	踝		跟、膝两穴之间	踝关节扭伤
	膝		对耳轮上脚的中1/3处	膝关节肿痛
	髋		对耳轮上脚的下1/3处	髋关节疼痛、坐骨神经痛
	对耳轮下脚3穴 臀		对耳轮下脚的后1/3处	坐骨神经痛、臀筋膜炎
	坐骨神经		对耳轮下脚前2/3处	坐骨神经痛
	交感		对耳轮下脚的末端与耳轮交界处	胃肠痉挛、心绞痛、胆绞痛、输尿管结石、自主神经功能紊乱
	对耳轮体6穴 颈椎	甲状腺	在对耳轮体部，轮屏切迹至对耳轮上、下脚分叉处分为5等份，下1/5为颈椎、中2/5为胸椎、下2/5为腰骶椎	落枕、颈椎综合征
	胸椎	乳腺		胸胁疼痛、经前乳房胀痛、乳腺炎、产后泌乳不足
	腰骶椎			腰骶部疼痛
	颈		颈椎前侧近耳腔缘	落枕、颈项肿痛
	胸		胸椎前侧近耳腔缘	胸胁疼痛、胸闷、乳腺炎
	腹		腰骶椎前侧近耳腔缘	腹痛、腹胀、腹泻、急性腰扭伤
三角窝5穴	神门		在三角窝内。对耳轮上、下脚分叉处稍上方	失眠、多梦、痛症、戒断综合征
	盆腔	腰痛点	在三角窝内。对耳轮上、下脚分叉处稍下方	盆腔炎
	角窝中	喘点、肝炎点	三角窝中1/3处	哮喘

续表

解剖名称	耳穴名称	曾用名称及合并穴名	定位	主治病症参考
三角窝5穴	内生殖器	子宫、精宫、天癸	三角窝前1/3凹陷处	痛经、月经不调、白带过多、功能性子宫出血、遗精早泄
	角窝上	降压点	三角窝前上方	高血压
耳屏6穴	外耳	耳	屏上切迹前方近耳轮部	外耳道炎、中耳炎、耳鸣
	外鼻	鼻眼净、饥点	耳屏外侧面正中稍前	鼻前庭炎、鼻炎
	屏尖	珠顶、渴点	耳屏上部隆起的尖端	发热、牙痛
	肾上腺		耳屏下部隆起的尖端	低血压、风湿性关节炎、腮腺炎、间日疟、链霉素中毒性眩晕
	咽喉		耳屏内侧面上1/2处	声音嘶哑、咽喉炎、扁桃体炎
	内鼻		耳屏内侧面下1/2处	鼻炎、副鼻窦炎、鼻衄
对耳屏6穴	对屏尖	平喘、腮腺	对耳屏的尖端	哮喘、腮腺炎、皮肤瘙痒症、睾丸炎、附睾炎
	缘中	脑点、脑干、遗尿点	对屏尖与轮屏切迹之间	遗尿、内耳眩晕症
	枕	晕点	对耳屏外侧的后上方	头痛、头晕、哮喘、癫痫、神经衰弱
	颞	太阳	对耳屏外侧面的中部	偏头痛
	额		对耳屏外侧的前下方	头痛、头晕、失眠、多梦
	皮质下	卵巢、睾丸、兴奋点	对耳屏内侧面	痛症、间日疟、神经衰弱、假性近视
甲腔9穴	心		耳甲腔中央	心动过速、心律不齐、心绞痛、无脉症、神经衰弱、癔症、口舌生疮
	肺	肺点、结核点、肺气肿点	耳甲腔中央周围	咳喘、胸闷、声音嘶哑、痤疮、皮肤瘙痒症、荨麻疹、扁平疣、便秘、戒断综合征

续表

解剖名称		耳穴名称	曾用名称及合并穴名	定位	主治病症参考
甲腔9穴		气管		在耳甲腔内。外耳道口与心穴之间	咳喘
		脾		耳甲腔的后上方	腹胀、腹泻、便秘、食欲不振、功能性子宫出血、白带过多、内耳眩晕症
		内分泌		耳甲腔底部屏间切迹内	痛经、月经不调、围绝经期综合征、痤疮、间日疟
		三焦		耳甲腔底部屏穴上方	便秘、腹胀、上肢外侧疼痛
		口		耳轮脚下方前1/3	面瘫、口腔炎、胆囊炎、胆石症、戒断综合征
		食道		耳轮脚下方中1/3处	食管炎、食管痉挛、癔球
		贲门		耳轮脚下方后1/3处	贲门痉挛、神经性呕吐
耳甲21穴	耳甲艇9穴	胃	幽门、下垂点	耳轮脚消失处	胃痉挛、胃炎、胃溃疡、失眠、牙痛、消化不良
		十二指肠		耳轮脚上方后部	十二指肠溃疡、胆囊炎、胆石症、幽门痉挛
		小肠		耳轮脚上方中部	消化不良、腹痛、心动过速、心律不齐
		阑尾		大、小肠两穴之间	单纯性阑尾炎、腹泻
		肝		耳甲艇的后下部	胁痛、眩晕、经前期紧张症、月经不调、围绝经期综合征、高血压、假性近视、单纯性青光眼
		胰胆		肝、肾两穴之间	胆囊炎胆石症、胆道蛔虫症、偏头痛、带状疱疹、中耳炎、耳鸣、听力减退、急性胰腺炎
		肾		对耳轮上、下脚分叉处下方	腰痛、耳鸣、神经衰弱、肾盂肾炎、哮喘、遗尿、月经不调、遗精早泄

续表

解剖名称		耳穴名称	曾用名称及合并穴名	定位	主治病症参考
耳甲21穴	耳甲艇9穴	膀胱		对耳轮下脚的前下方	膀胱炎、遗尿症、尿潴留、腰痛、坐骨神经痛、后头痛
		艇角	前列腺	耳甲艇前上角	前列腺炎、尿道炎
		艇中	脐中、腹水、醉点、前腹膜、后腹膜	耳甲艇中央	腹痛、腹胀、胆道蛔虫症、腮腺炎
耳垂10穴		目1	青光	耳垂正面，屏间切迹前下方	假性近视
		目2	散光	耳垂正面，屏间切迹后下方	假性近视
		牙	拔牙麻醉点、牙痛点、升压点	耳垂正面，从屏间切迹软骨下缘至耳垂下缘划3条等距水平线，再在第2水平线上引两条垂直等分线，由前向后，由上向下把耳垂分为9个区。1区为牙、2区为舌、3区为颌、4区为垂前、5区为眼、6区为内耳、5、6区交界线周围为面颊、8区为扁桃体、7、9区为空白区	牙痛、牙周炎、低血压
		舌	上颚、下颚		舌炎、口腔炎
		颌	上颌、下颌		牙痛、颞颌关节功能紊乱
		垂前	拔牙麻醉点、神经衰弱点		神经衰弱、牙痛
		眼			急性结膜炎、电光性眼炎、睑腺炎、假性近视
		内耳			内耳眩晕症、耳鸣、听力减退
		面颊			周围性面瘫、三叉神经痛、痤疮、扁平疣
		扁桃体	扁桃体4		扁桃体炎、咽炎

续表

解剖名称	耳穴名称	曾用名称及合并穴名	定位	主治病症参考
耳背9穴	上耳根	郁中、脊髓1	耳根最上缘	鼻衄
	耳迷根		耳背与乳突交界的根部，耳轮脚对应处	胆囊炎胆石症、胆道蛔虫症、鼻塞、心动过速、腹痛、腹泻
	下耳根		耳根最下缘	低血压
耳背9穴	耳背沟	降压沟	对耳轮上、下及脚对耳轮主干在耳背面呈"y"字形凹沟部	高血压、皮肤瘙痒症
	耳背心		耳背上部	心悸、失眠、多梦
	耳背脾		耳轮脚消失处的耳背部	胃痛、消化不良、食欲不振
	耳背肝		在耳背脾的耳轮侧	胆囊炎胆石症、胁痛
	耳背肺		在耳背脾的耳根侧	咳喘、皮肤瘙痒症
	耳背肾		耳背下部	头痛、头晕、神经衰弱

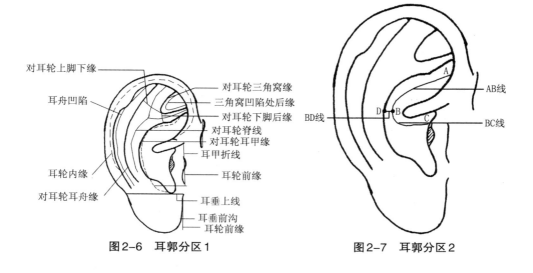

图2-6 耳郭分区1   图2-7 耳郭分区2

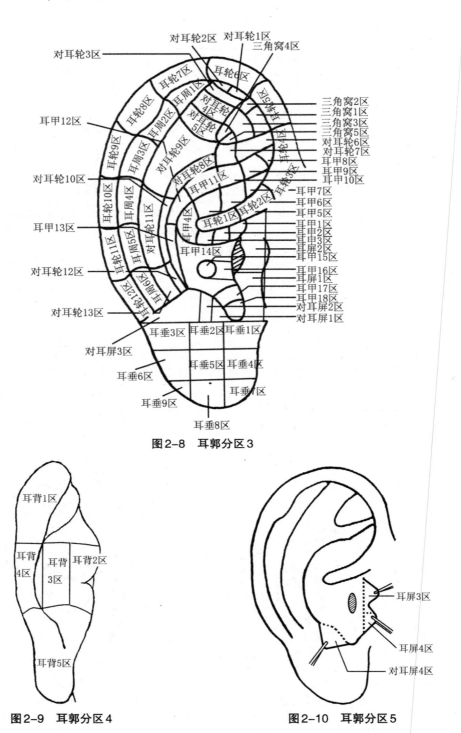

图2-8 耳郭分区3

图2-9 耳郭分区4

图2-10 耳郭分区5

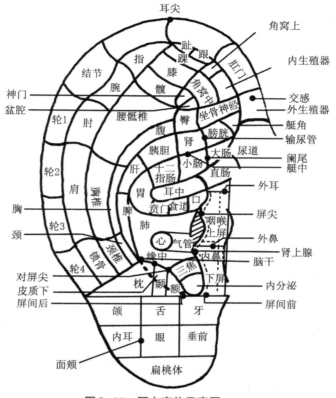

图2-11 耳穴定位示意图

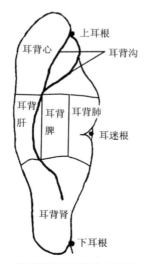

图2-12 耳穴定位示意图（背面）

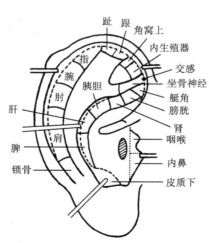

图2-13 耳穴定位示意图（内侧面）

第三章 鼻针 人中针 口针 舌针

第一节 鼻 针

针刺鼻部范围内的特定穴位达到治疗目的的一种方法，叫鼻针疗法。此法可运用于多种疾病的治疗和针刺麻醉。

一、源流发展

鼻针疗法是刺激鼻部范围内的特定穴位以治疗疾病的一种方法。该疗法是以中医学对鼻部"色诊"的理论为基础，以鼻部皮肤色泽变化为诊治疾病的依据，于20世纪50年代末发展起来的一种新疗法。

我国远在殷代甲骨文中就有占卜鼻病的记载，这或许可以视为采用鼻部诊病的萌芽阶段。春秋战国以后，人们不但对鼻的结构、形态、功能及与全身的联系有了较为深入的了解和认识，并且提出既可通过望鼻色来诊察疾病及预测人之寿夭，亦可通过在鼻部针刺或其他方法治疗疾病。鼻居面部正中，古人称之为"明堂"。《灵枢·五色》篇说："五色独决于明堂。"《灵枢·杂病》篇说："哕，以草刺鼻，嚏，嚏而已。"这是以鼻治病较早的记载。其后在晋代皇甫谧的《针灸甲乙经》、东晋葛洪的《肘后备急方》、唐代孙思邈的《千金翼方》及王焘的《外台秘要》等著作中，对鼻的论述更为详尽。书中记载鼻及周围邻近部位的腧穴已有十余个，并有以鼻治疗疾病的记载，指出不仅可以通过鼻治疗一般疾病，也可用于危重病人的抢救。金元以后，历代医家对鼻又有了更加深入的研究。金末《疮疡经验全书》说："鼻居面中，为一身之血运。"元代《东垣十书》说："以窍言之，肺也；以用言之，心也。"认为鼻部对全身气血和心肺，以及心神的功能活动有密切的联系。在这一时期，出现了用药物粉末搐鼻、烟熏、敷涂以及针灸等诸多通过鼻治病的方法。针灸穴位也遍布鼻区，经穴、经外奇穴达20多个。

近人通过反复实践而创用了以鼻针治疗全身疾病这一新疗法，这是从鼻部望诊到针刺治疗的一大发展。西医学观察研究，用普鲁卡因在鼻部封闭可以治疗多种疾病。有人认为这种治疗利用了丰富的鼻部反射与三叉神经及嗅神经的感觉器，通过作用于中枢神经系统，从而对很多疾病都起到治疗作用。鼻部封闭作用于黏膜表面的感觉器后，便阻断了最敏感的区域，并且阻止神经冲动由此处传入。还有人认为鼻部封闭疗法除可引起抑制过程外，还可引起中枢神经系统的兴奋过程，从而改善其反射性营养功能。虽然鼻部的封闭与针刺有着方法之不同，但在同一部位给予刺激，引起中枢神经系统的兴奋或抑制，通过反射得到的结果却是相同的。

二、理论基础

鼻居面部正中，古人称之为"明堂"。《灵枢·邪气脏腑病形》篇说："十二经脉，三百六十五络，其血气皆上于面而走空窍……其宗气上出于鼻而为臭。"《灵枢·经脉》篇记载：手阳明经，"上挟鼻孔"；足阳明经，"起于鼻，交頞中，下循鼻外"；手太阳经，支者"抵鼻"；足阳明经，"下结于鼻"；足太阳之筋，"结于鼻"。说明十二经脉与鼻有密切关系。《灵枢·五色》篇亦说："五色独决于明堂。"《疮疡全书》中说："鼻居面中，为一身之血运。"鼻为肺窍，司呼吸，吸气入于胸中而成宗气，宗气通于脑又出于鼻，而能辨别香臭；宗气藏于胸中，胸为心肺所居，因此鼻与心肺、脑关系尤为密切。肺主气，心主血，所以全身气血形成与鼻部功能是分不开的。正如《济生方》所云："夫鼻者，肺之候。职欲常和，和则吸引香臭矣。"《疮疡全书》云："鼻孔为肺之窍，其气上通于脑，下行于肺。"《奇效良方》："鼻者，肺之通窍，主清气出入之道路。若气血和平，阴阳升降，则呼吸通和，荣卫行焉。"《素问·五脏别论》亦说："五气入鼻，藏于心肺。"总之，鼻与经脉系统相联络，通于宗气，联于脏腑，所以针刺鼻部穴位能治疗全身疾病。

三、鼻部解剖

鼻由外鼻、鼻腔、鼻旁窦所组成。鼻腔开口为鼻前孔，后为鼻后孔，与咽相通，鼻腔由骨及软骨组成的鼻中隔，将鼻腔分为左右两半，鼻腔黏膜内有丰富血管网及嗅神经。嗅神经起于鼻腔上部嗅黏膜内的嗅细胞，向上穿过鼻腔上壁进入颅腔，终于嗅球。所以鼻腔是吸入氧气，辨别气味的通道。鼻旁窦在鼻腔侧壁上，有纤毛，可使分泌物排出。

四、穴位定位与主治

《灵枢·五色》篇说:"明堂(鼻)骨高以起,平以直。五脏次于中央,六腑挟其两侧。"鼻针的穴位即根据这一原则确定为第一线(正中)、第二线和第三线。由于穴位是按人体脏腑器官命名的,相应穴位治疗相应的脏腑器官病,故每穴不再赘述其主治。

(一)鼻部基础穴位

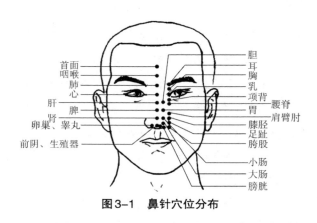

首面
咽喉
肺
心
肝
脾
肾
卵巢、睾丸
前阴、生殖器

胆
耳
胸
乳
项背
腰脊
胃
肩臂肘
膝胫
足趾
脐股
小肠
大肠
膀胱

图3-1　鼻针穴位分布

第一线　起于前额正中,止于鼻尖端,即鼻之正中线,共10个穴区。除卵巢睾丸穴外,皆为单穴。

1. **首面**　额正中处,眉心至前发际中点的连线的中点。

2. **咽喉**　首面穴与肺穴之间的中点。

3. **肺**　两眉由侧端连线的中点(即眉心)。

4. **心**　两目内眦连线中点。

5. **肝**　鼻梁最高点之下方,两颧连线与鼻正中线交叉点,心穴与脾穴连线的中点。

6. **脾**　位于鼻正中线,心穴与前阴、生殖器穴连线的中点。

7. **肾**　位于鼻正中线,脾穴与前阴、生殖器穴连线的中点。

8. **前阴、生殖器**　鼻尖端。

9. **卵巢、睾丸**　鼻尖之两侧,左右各一穴。针刺时,向膀胱穴方向斜刺。

第二线　起于肝穴相平处,紧靠鼻梁骨两侧,止于鼻翼下端尽处,左右各

1条，每条5个穴区，共10个穴区。针时，均向第三线方向斜刺之。

1. **胆**　目内眦下方，肝穴之外侧。

2. **胃**　胆穴之下方，脾穴之外侧。

3. **小肠**　胃穴之下方，鼻翼上1/3。

4. **大肠**　小肠穴之下方，鼻翼之正中。

5. **膀胱**　大肠穴之下方，鼻翼壁尽处。

第三线　起于眉内侧端，下行于第二线外方0.1~0.2寸处，至鼻尽处为止，在鼻沟处呈对称性，左右各1条，每条线9个穴区，共18个穴区。一般均沿鼻沟向下斜刺。

1. **耳**　眉之内侧端处。针时，向心穴方向刺。

2. **胸**　眉棱骨之下方，目窝内上。针时，向乳穴方向刺。

3. **乳**　睛明穴之上方。

4. **项背**　睛明穴之下方。

5. **腰脊**　两颧骨之内侧，与肝穴相平。

6. **肩臂肘**　腰脊穴之下方，与鼻翼上部相平。

7. **膝胫**　髋股穴之下方。

8. **足趾**　膝胫穴之下方，与膀胱穴相平。

9. **胯股**　肩臂肘穴之下方。

（二）鼻部新穴

1. **高血压上点**　两眉正中点，即面针肺点，印堂穴。

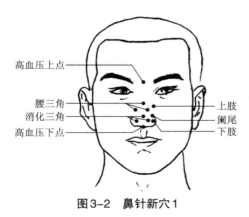

图3-2　鼻针新穴1

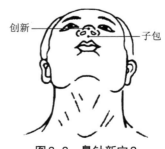

图3-3　鼻针新穴2

75

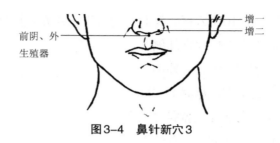

图3-4　鼻针新穴3

2. **腰三角**　正中点在心穴（又名健脑穴，下方，鼻骨下缘，两侧点在正中点之外下方。

3. **消化三角**　正中点在腰三角中点之下方，两侧点在其外下方，即鼻尖处的小等腰三角形。

4. **高血压下点**　鼻尖稍下方。

5. **上肢**　肩臂肘下穴。

6. **阑尾**　鼻翼外上部。

7. **下肢**　即膝胫穴。

8. **创新**　两鼻孔上沿连线与鼻正中线交点处。

9. **增一**　两鼻翼内沿凹陷处。

10. **增二**　从增一穴起沿鼻翼内纹线延至鼻孔上沿处。

11. **子包**　鼻中隔稍下，人中穴上方。

五、配穴方法

1. 根据受病的脏腑器官选取相应的穴位。如心脏病取心穴，胃痛取胃穴。

2. 依据穴位敏感反应点选取穴位。体内脏腑器官的病变，在鼻部相应穴位或区域都有疼痛等敏感反应。用毫针针柄或探测仪探查出反应点，即是治疗部位。具体方法为用毫针针柄上端或探针，在鼻部相应区域，用一定压力探测，当患者有疼痛或异常感时，即是所选穴位；或用经络测定仪，通电130~180微安时，针刺点有刺痛或烧灼感，亦是敏感穴位。

3. 依据脏腑经络学说选取穴位。如失眠、心悸、健忘，可根据"心藏神"理论取心穴等。

六、适应证

鼻针应用比较广泛，对于多种病症均有较好疗效，例如疼痛性疾患、神经衰弱、腹泻等。

七、操作方法

1. **针刺** 常规消毒，取30~32号13mm不锈钢毫针，以轻缓手法捻转刺入穴位，先直立刺入皮下，针刺到1~2分深时，然后根据穴位所在位置斜刺或透刺。轻捻转，待患者有酸、胀感时，可留针10~20分钟后再捻转一次。

2. **针感** 针刺时有强烈的酸、麻、胀、痛、流泪、打喷嚏等现象。

3. **疗程** 一般10次为1疗程，隔日或每日一次，两疗程之间休息7天左右。

八、注意事项

1. 鼻针刺激强，预先做好思想工作。

2. 一般采用卧位，以防晕针。

3. 施针前须严格消毒，如有瘢痕应避开，以免引起出血或疼痛。

4. 应用探测仪探索敏感点时，首先以干棉球擦干鼻部的湿润区。以免因湿润而使电阻降低，出现假敏感点（尤以鼻翼上三角窝部、鼻中隔下方，鼻翼壁下端，目内眦角附近最需注意）。

5. 由于鼻部肌肉较薄，选用针具不宜过长，针刺进皮后，不宜直向深入，以免针身歪斜引起疼痛。同时应避免进针过深和强烈手法，以致病人难以忍受。

九、临床应用

（一）鼻针麻醉取穴

表3-1　鼻针麻醉取穴参考表

手术部位	手术名称	用穴	备注
颈部手术	甲状腺切除术 甲状舌骨瘘切除术	肺、耳、咽喉	加电针
胸部手术	二尖瓣狭窄分离术 心包造口引流术 动脉导管钳闭术	肺、耳、心	耳穴配合加电针 加电针
腹部手术	胃大部切除术 胃穿孔修补术	肺、耳、胃	双侧加电针 双侧加电针
	脾切除术	肺、耳、胃、脾	加电针
	胆囊造瘘术	肺、耳、胃、胆	加电针
	肠梗阻切除术 阑尾切除术 肠淋巴结核病灶清除术	肺、耳、大肠、小肠	加电针
	腹股沟疝修补术、剖腹产术、子宫切除术、输卵管切除术、卵巢囊肿切除术	肺、耳、前阴、卵巢	加电针
	膀胱及输尿管取石术	肺、耳、前阴、膀胱	加电针
	鞘膜翻转术、输精管结扎术	肺、耳、前阴、睾丸	加电针
四肢手术	股骨骨折切开复位术	肺、耳、胯股	加电针
	尺桡骨取钢板术	肺、耳、上肢	加电针
	断肢再植术	肺、耳、上肢	加电针
	象皮肿切除术	肺、耳、胯股、膝、胫	结合耳针加电针
其他	背部肿瘤切除术	肺、耳、项背	加电针
	食管癌剖腹探查术	肺、耳、胸、心	加电针
	内痔切除术	肺、耳、大肠、小肠	加电针
	腋狐臭切除术	肺、耳、项背、上肢	加电针

（二）临床研究

1. 鼻针麻醉施行腹部手术

取穴：创新、增一、增二、肺、心、肝、子包。

操作方法：以透穴——肺穴透心透肝穴、增一透增二、创新透子包。

效果分析：优良198例，成功65例，有效36例，失败3例，优良率占87%。[广东增城市人民医院. 鼻针麻醉施行腹部手术302例效果观察. 新医学，1972（4）：11]

2. 鼻针麻醉输卵管结扎术

取穴：肺透耳、脾透胃、前阴。

结果：镇痛佳者19例，骤有疼痛能耐受者20例，差者1例。[华容县人民医院. 鼻针麻醉施行输卵管结扎术40例小结. 新医药学杂志，1975（3）：127]

3. 鼻针治疗全身疾病

用鼻针治疗26种疾病120例有效率为98.3%（表3-2）。[马崇仁. 鼻针疗法初步小结. 江苏中医，1960，33（8）]

表3-2 鼻针疗效统计表

病名	总人数	痊愈人数	有效人数	无效
腰腿痛	20	10	10	
臂痛	7	4	3	
胃腹痛	10	8	2	
肩背痛	11	3	8	
腿膝痛	7	6	1	
腰髋痛	5	2	3	
头晕痛	15	11	4	
手足麻	5	5		
腰臂痛	6	5	1	
胁痛	4	3	1	
软腭麻痹	3	2	1	
鹤膝风	1			1
脚肿痛	4	3	1	
遗尿	3	1	2	

病名	总人数	痊愈人数	有效人数	无效
面肿	1	1		
癫痫	2	1	1	
喘咳	2	1	1	
腹肿	4		4	
视力下降	1		1	
眼斜	1	1		
神经衰弱	3		3	
慢性喉痹	1	1		
胸痛	1		1	
耳聋	1		1	
脱肛	1	1		
白内障	1			1
总计 26 种	120	70	48	2
百分率	100%	58.3%	40%	1.7%

（三）典型病例

例1 神经衰弱

张某，男，36岁，机械局工作。

4月23日初诊。头晕，头痛，伴有目眩、失眠、健忘、阳痿已有四年，屡经治疗，未获痊愈，今又增头发脱落。脉弦滑，面色红，舌苔白，质紫。诊断：神经衰弱。治疗：探测肝穴有压痛。针之，配照海，针后头晕当即减轻。

4月25日复诊。诸症好转，目眩，阳痿如前，仍针前穴，遂愈。[马崇仁. 鼻针疗法初步小结. 江苏中医，1960，33（8）]

例2 头痛

李某，19岁，男。

4月23日来诊，素头痛，头晕，已半月余痛甚。鼻诊：脑穴压痛，针之，头痛顿轻，遂愈。[马崇仁. 鼻针疗法初步小结. 江苏中医，1960，33（8）]

第二节　人中针

人中针疗法是针刺人中沟上的穴位，治疗全身疾病的一种方法。

一、源流发展

人中部位是人体经络密集部位，有诸多经脉或其支脉联络于此，故全身脏腑组织都直接或间接与此部位联系。在临床治疗工作中，徐相富发现人中沟可用于治疗全身疾病，并于1964年开始应用于临床，取得了较为满意的疗效。徐氏将人中沟部划分为三段九穴，形成了一套较为系统的临床治疗方法。

二、理论基础

人中沟位于督脉循行所过之处，督脉上通于脑，贯心络肾，交会联系诸阳经，并与任脉交于龈交，使阴阳二脉相联系。故人中沟为经络气血运行的通路，针刺人中沟中各穴可调和阴阳气血，通达五脏六腑，治疗全身多种病症。

三、人中沟局部解剖

人中沟分为皮肤、皮下组织、肌肉三层。

人中沟皮肤薄而且柔嫩，富有弹性，具有丰富的血管和神经，血管来自颈外动脉的分支，神经来自三叉神经的感觉纤维和交感神经颈上节的血管运动纤维。

人中沟皮下组织由疏松的结缔组织构成，内有三叉神经的上颌神经之眶下神经及面动、静脉的分支或属支。

人中沟肌层为口轮匝肌之提上唇肌。内有上唇动、静脉分支，面神经分支及眶下神经分支分布。

四、穴位定位与主治

（一）穴位定位

将人中沟平均分为上、中、下三段，每段内有3个穴，合起为9穴。其穴均在人中沟内，从唇向上依次命名为"沟1"（兑端）、"沟2""沟3""沟4""沟5""沟6""沟7""沟8""沟9"。

（二）穴位主治

沟1：主治头面、脑颅病急性期、唇麻痛、唇痈、唇吻强、牙疼、牙龈痛、舌痈等。多用三棱针放血。

沟2：主治头面项背疼痛，面瘫、中风、类中风等症。

沟3：主治心肺（上焦）及胸壁、臂、肘、腕部病变和头部震颤。

沟4：主治胸部、上腹部病变，如胸胁、胃脘胀痛、乳痈等症。

沟5：主治中焦脾胃病变及腰脊疼痛等症，如急性腰扭伤、胰腺炎、胆道蛔虫症等。

沟6：肝肾（下焦）及腰脊疼痛诸病变。

沟7：主治人中沟各症，尤其是肝肾疾患、尿潴留、腹股沟至膝等处病变。

沟8：主治双下肢及膝部疼痛、热胀。

沟9：主治同沟8，并主鼻痛、鼻干等症。

根据徐氏经验，人中沟（1）上部（沟7、8、9）三穴，主治下焦或下肢诸病（包括肝、肾、胞宫、膀胱诸器官组织病变）；中部（沟4、5、6）三穴，主治中焦诸病（包括脾、胃、腰腹等病变）；下部（沟1、2、3）三穴，主治上焦或上肢诸病（头面、颈项、胸背、脊臂、心、肺等组织病变）。

病位偏于左侧针刺偏左，病位偏于右侧针刺偏右；偏于下焦上部的取上段偏下之穴，上、中焦以此类推；三部九穴均可治疗头面疾患，尤下部三穴特效；沿正中线向上斜刺可治督脉所主头、面、脊、背、腰骶部及双下肢病变，向下斜刺主通任脉，治胸腹诸症。

五、配穴方法

1. **对应取穴** 人中沟中每个穴均能主治其所在部位的疾患，某一组织器官失调时，取之相对应的穴治疗为对应取穴。如头痛取沟1；腹痛取沟4等。

2. **根据中医理论取穴** 即根据脏腑、经络学说取穴，如腰痛即可取沟5，亦可配取沟7。根据"腰为肾之府"的理论，沟7主治肾病。

六、适应证

1. **各类脑病** 如晕厥、抽搐、急慢惊风、高热惊厥、癫狂、痫、脏躁、中风、类中风、面瘫、面肌痉挛、解颅、五迟、五软、尿闭。

2. **各类疼痛性疾患** 如头痛、牙痛，颈项胸腹、脊背，四肢等诸痛症，尤以急性风湿痛及急性腰扭伤疗效最佳。

其他 四肢麻木、月经不调、产后血晕，面部肿胀疼痛、麻木、蚁行感。

七、操作方法

选用0.5~2寸的26号毫针，快速进针。先直刺而后依症斜向左右或上下。如治左侧上部病变，针尖斜刺向左侧下部。久病邪深宜深刺。留针时间宜长；新病急症宜浅刺不留针，或短时间施提、插、捻、转等法。除中风用穴较多外，一般病症只取一穴。如中暑、昏迷、抽搐、急性腰扭伤，面部肿胀、麻木、蚁行多刺一穴。常用体针配穴有：承浆、合谷、内关、膻中、建里、气海、关元、夹脊、阳陵泉、足三里、三阴交、昆仑、隐白、涌泉等，多用于兼症的治疗。

八、注意事项

1. 人中沟处与危险三角较近。故针刺前，必须严格消毒，防止感染或出现意外。

2. 人中沟处神经较丰富，针刺较痛，针刺前亦须向患者说明，以防晕针。

3. 为了防止晕针，术者还须进针快速、手法熟练，防止过分刺激。

4. 人中沟部位小、穴位多，为了达到治疗目的，取穴必须准确。

九、临床应用

典型病例

急性风湿痛

庞某，男性，45岁，农民。1970年9月某日，晨起后忽感周身不适，肢体不能运动。诊为急性风湿痛，服药两天未效，抬来就诊。针刺沟3穴提插向上并向左右沿"迎香"方向重刺，泻法5分钟，疼痛减轻，站立能行。第二天步行来诊，接前法处理，症状消失。［徐相富. 针刺人中沟治疗某些疾病的体会. 吉林中医药，1983（5）：30］

第三节　口　针

口针疗法，是针刺口腔黏膜上穴位，以治疗全身疾病的一种方法。此疗法简单易学，疗效好，对一些常见病、多发病都有一定疗效。

一、源流发展

口针疗法，即口腔针刺疗法的简称，是20世纪70年代，刘金荣在前人经验的基础上，根据脏腑经络学说，结合西医学理论，并通过大量临床实践，探索出的一套较为系统的针灸治疗方法。刘氏根据中医学经络循行及西医学神经密集分布于口腔的特点，通过不断研究，探索出针刺口腔的一定部位，可以达到调节机体脏腑阴阳，祛病延年的目的，从而创立了一种新的临床治疗方法——口针疗法。该方法具有简便、无痛苦、疗效高、收效快、适应证广等优点。

二、理论基础

口腔与脏腑经络的关系是相当密切的。在《内经》中十分详细地记载了经脉与口腔的关联：足阳明经"环唇"；足厥阴经"环唇内"；手阳明经"挟口"；足阳明经"出挟口"；足阳明经别"出于口"；冲任之脉"络唇口"；督任二脉会于口，说明五脏六腑通过经脉与口密切联系。《罗氏会约医境》云："口者，五脏六腑所贯通也，脏腑有偏胜之疾，则口有偏胜之证。"五脏六腑的病理变化可通过口腔反映出来，针刺口腔黏膜上特定穴位，可以治疗脏腑疾病。

三、口部解剖

　　口腔是消化道开始部分的一个扩大的空腔，是由上、下颌骨支架而成。它的前方是口唇，侧方是颊，上方是腭，下方是舌和口底，后方是舌腭弓，并和咽部相通。口腔内有牙齿与舌，牙列与唇颊之间的空隙叫口腔前庭，牙列以内到咽部叫固有口腔。

四、穴位定位与主治

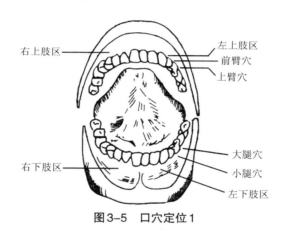

图3-5　口穴定位1

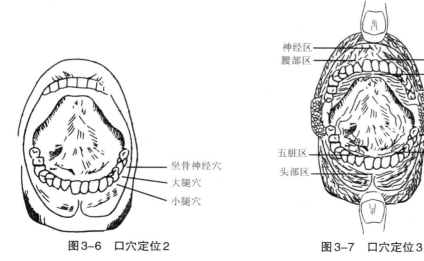

图3-6　口穴定位2　　　　　　图3-7　口穴定位3

1. **上肢区域** 位于上颌侧切牙到第二磨牙及口腔前庭黏膜处。主治：上肢各关节疼痛、扭伤，脑血管意外引起的偏瘫。

（1）上臂穴：位于上颌左侧第二双尖牙与第一磨牙之间口腔黏膜处。主治：肩臂疼痛。

（2）前臂穴：位于上颌左侧尖牙与第一双尖牙之间口腔前庭黏膜处取穴。主治前臂肿痛。

2. **下肢区域** 位于下颌下切牙到第三磨牙及口腔前庭黏膜处。主治：下肢各关节疼痛、扭伤、坐骨神经痛、小儿麻痹后遗症、脑血管意外引起的后遗症。

（1）坐骨神经穴：在下颌左侧第一磨牙与第二磨牙之间，牙龈下方黏膜处。主治：坐骨神经痛。

（2）大腿穴：在下颌左侧第二双尖牙与第一磨牙之间齿龈下方口腔前庭黏膜处。主治：腿冷痛、胀痛。

（3）膝关节穴：在下颌左侧第一、二尖牙之间齿龈下方口腔前庭黏膜处。主治：关节痛。

（4）小腿穴：在下颌左侧尖牙与第一双尖牙之间齿龈下方口腔前庭黏膜处。主治：腓肠肌痉挛。

上述两区域的穴位分布，左右相同。

3. **神经区** 位于上颌中切牙间齿龈上方口腔前庭黏膜处。主治：三叉神经痛、面神经麻痹。

4. **头部区** 位于下颌中切牙齿龈下方口腔前庭黏膜处。主治：神经性头痛、落枕。

5. **泌尿区** 位于上颌中切牙间齿龈上方固有口腔黏膜处。主治：尿频、尿痛、遗精、遗尿、痛经、阳痿。

6. **消化区** 位于下颌左侧尖牙齿龈下方固有口腔黏膜处。主治：消化系统疾患，如急性胃肠炎、消化不良、腹泻、腹痛、胃痛。

7. **五脏区** 位于下颌右侧侧切牙齿龈下方固有口腔黏膜处。主治：咳嗽、气喘、心悸。

8. **眼及降压区** 位于上颌左侧侧切牙齿龈上方口腔前庭黏膜处。主治：眼部疾患、高血压。

9. **腰部区** 位于上颌右侧侧切牙齿龈上方口腔前庭黏膜处。主治：腰部扭伤、腰肌劳损。

10. **皮肤区** 位于下颌左侧第一磨牙齿龈下方口腔前庭黏膜处。主治：皮肤瘙痒、神经麻痹。

五、配穴方法

1. **对症取穴** 根据病症所在部位的对应区域选穴，如咳嗽，病症部位在肺，为肺气不宣所致，取五脏区。

2. **按部位取穴** 腰病取腰部区，皮病取皮肤区，眼疾取眼区，头病取头部区等。

3. **交叉取穴** 左侧有病取右侧穴位，右侧有病取左侧穴位。

六、适应证

口针疗法应用病症较广，特别是对于各种原因引起的疼痛性疾患，如坐骨神经痛、腰部急性扭伤、目赤肿痛有较好疗效；对于痿证治疗效果较好，如小儿麻痹后遗症能取得较好疗效；在治疗面神经麻痹过程中，也取得了满意效果。

七、操作方法

1. 常规消毒，选用30号0.5~1.5寸毫针，进行针刺。

2. 患者取正坐位，半张口，术者用纱布垫在患者上、下唇部，以手指将两唇上下拉开。

3. 针刺时，针尖与口腔黏膜呈15°~30°，斜刺或平刺刺入口针穴位。

4. 针刺得气后，留针30分钟左右。

5. 拔针时，一手用纱布裹住捏住唇部，另一手拔出针，以防疼痛、出血。

八、注意事项

1. 严格消毒，防止口腔黏膜感染。

2. 取穴要准，进针动作要轻缓，防止出血。

九、临床应用

（一）临床研究

1. 口针治疗小儿麻痹

男性170例，女性100例；年龄：1~8岁；病程：3天~7年；重型（0~Ⅳ级）200例，中型（Ⅲ级）42例，轻型（Ⅳ~Ⅵ级）28例。取穴：大腿穴、小腿穴、前臂穴、膝关节穴、上臂穴。结果：治愈192例，好转63例，无效15例，总有效率为94.4%。［刘金荣. 口针治疗小儿麻痹症270例疗效观察. 河北中医，1985（5）：47］

2. 口针治疗坐骨神经痛

其中男166例，女性67例；病程16年~3天。取穴：坐骨神经穴，大腿穴、小腿穴。结果：临床治愈208例（占89.3%），有效15例（占6.4%），无效10例（占4.3%），总有效率为95.7%。［刘金荣. 口针治疗坐骨神经痛233例小结. 河北中医，1984（2）：43］

3. 口针治疗面瘫

其中男性47例，女性41例；病程1天~15年。分三组治疗。口针组30例，痊愈27例（90%），平均治疗次数17.2次。体针组41例，痊愈37例（90%），平均次数21次。体针加脉冲电17例，痊愈14例（82%），平均次数34.3次。［迟云志. 口针治疗面神经麻痹临床观察. 辽宁中医，1978（3）：43］

（二）典型病例

例1 癫痫

柴某，男，56岁。1973年河南某医院诊为脑囊虫合癫痫发作。1977年8月全身抽搐，每日发作数次，每次持续50分钟左右。口针取神经区，抽搐立止。治疗一个疗程，持续数月未发。（口针临床应用的体会. 洛阳医药，1977）

例2 坐骨神经痛

王某，男，42岁。经河南某医院诊断为坐骨神经痛。经中西药治疗三个月未见好转。1976年5月20日来院诊治，主诉：腰及右下肢疼痛，行走困难已三个多月，活动稍有不慎则疼痛骤起，咳嗽、喷嚏时疼痛加剧，大腿后侧沿小腿至足跟掣痛阵作。检查：第4、5腰椎之间明显压痛，皮肤感觉正常。直腿抬高试验阳性，压迫环跳、委中、昆仑穴，沿坐骨神经分布区呈放射性疼痛。X片：腰椎无异常。治疗：取右下肢区的坐骨神经穴、大腿穴、小腿穴，隔日针刺一次，12次痊愈。随访七年未复发。［刘金荣．口针治疗坐骨神经痛233例小结．河北中医，1984（2）：43］

例3　小儿麻痹

刘某，男，4岁。患儿家长代诉，发烧、腹泻、右下肢瘫痪已5天。检查：神志清楚、营养一般，体温正常，腹直肌麻痹，右下肢瘫痪，膝反射消失，肌肉松弛，皮肤发凉。经某省医院诊为小儿麻痹症。取穴：右下肢区域穴位，隔日针刺1次，连针5次后腹直肌麻痹好转，已能跛行走路，针刺11次痊愈，随访4年，情况良好。［刘金荣．口针治疗小儿麻痹症270例疗效观察．河北中医，1985（5）：47］

例4　面瘫

薛某，女，52岁。患左侧面神经麻痹，发病次日来诊。检查：左眼流泪，眼睑不能闭合，左侧额头无皱纹，鼻唇沟消失，耸鼻受限，口角偏向右侧，左侧口角流涎。经用口针单一面瘫穴位治疗10次，症状及体征全部消失。［迟云志．口针治疗面神经麻痹临床观察．辽宁中医，1978（3）：43］

例5　小儿抽风

某，男，8岁。1977年6月2日来诊，头部颤动，双上肢抽搐；一天发作数次，每次约40分钟左右。口针双侧神经区，治疗1次后抽搐减少到日发1次，经针治7次痊愈。（口针临床应用的体会．洛阳医药，1977）

例6　脑卒中

刘某，女，69岁，住洛阳市。患者素有高血压病史，1977年6月8日，突发左侧肢体麻木，不能活动，当日在洛北攻医院诊断为高血压后遗症，9日来我院就诊，左侧肢体瘫痪，诊断为脑栓塞。10日用口针治疗，经刺上下肢区后上肢抬高，下肢活动加强，经7次针刺治疗后痊愈。（口针临床应用的体会．洛阳医药．1977）

第四节 舌 针

舌针疗法,是针刺舌体上穴位为主的一种治疗疾病的方法。

一、源流发展

舌针疗法,是云南省名老中医管正斋在继承前人经验的基础上,结合数十年的临床经验,进一步丰富和发展形成的系统完整的独具特色的舌针治疗体系。该疗法通过针灸毫针刺激舌体上的特定穴位,以治疗相应病症。它具有操作简易、经济省时、安全方便、不留针、见效快、疗效独特等特点。

中医学认为舌为心之窍,又为脾之外候。从生理上说,脏腑精气必荣于舌;以病理而言,脏腑气血之病变亦反应于舌。基于舌与全身脏腑器官的整体联系,针刺舌部穴位,可通过舌与心、心与脑在经络上联系,并通过经络气血转输,使人体五脏六腑、气血津液、经络血脉趋于正常,达到调理气血、通窍醒脑、疏经活络的目的。舌针临床应用广泛,除了可治疗舌体歪斜、舌麻、重舌、舌强、舌纵等舌疾病外,还用于治疗与脏腑经络有关的病症,如肢体偏瘫、麻木、牙痛、足跟痛、呕吐、呃逆、高血压、肩周炎等病。在临床应用时,应注意在辨证论治指导下,因病施宜,采用不同的针法,配伍不同的穴位,方可收到较好的疗效。王隆漠后来又在舌穴穴位给予了补充。

二、理论基础

舌为心之苗,又为脾之外候。舌直接或间接地与许多脏腑经络相联系,如《灵枢·经脉》篇说:"手少阴之别……系舌本。"又说:"肝者,筋之合也,筋者聚于阴器,而脉络于舌本也。"《灵枢·经脉》篇也说:"足太阴之脉……上膈,挟咽,连舌本,散舌下。"《灵枢·经别》篇说:"足太阳之正……上结于咽,贯舌中。"《素问·奇病论》也有"少阴之脉,贯肾系舌本"的记载。《灵枢·经筋》篇亦说:"足太阳之筋……其支别者,别入结于舌本"。"手太阳之筋……入系舌本"。这说明脏腑经脉、经别、经筋均与舌有联系。另外,脏腑与舌的关系，在《内经》中也有许多记载。如《素问·脉度》篇也说："心气通于舌，心和则舌能知五味矣"；《灵枢·五阅五使》篇也有："舌者，心之官也"的记载；《灵枢·经脉》篇云："唇舌者，肌肉之本也"。因此，脏腑经脉气血上营于舌，脏腑经脉的病变亦可以从舌反映出来，通过针刺舌上的穴位，可以治疗全身疾病。

此外，《内经》还有关于舌针的记载，如《灵枢·终始》篇云："重舌，刺舌柱以𬭤针也"。《素问·刺禁论》云："刺舌下中脉太过，血出不止，为喑。"可见古代医家在运用舌针治疗方面已积累了一定的临床经验。

三、舌部解剖

舌位于口腔底，属肌性器官，由舌肉肌和舌外肌构成。两组舌肌的肌腹在舌内呈不同方向分布，互相交织，使舌运动灵活。在舌的上下面被覆有舌黏膜，其深部含有很多小的舌腺。在舌体的上面，有很多小的舌乳头，内有味蕾存在，有味觉作用。分布于舌的神经有：舌下神经、三叉神经、面神经和舌咽神经。舌的动脉来自颈外动脉的分支舌动脉。舌的静脉，吻合成静脉丛而汇集成舌静脉，注入颈内静脉。

四、穴位定位与主治

（一）管氏基础舌穴组

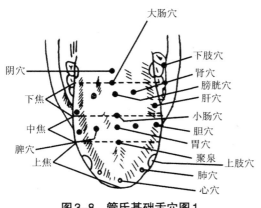

图3-8 管氏基础舌穴图1

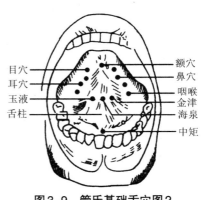

图3-9 管氏基础舌穴图2

1. **心穴** 位于舌尖部。主治：心经相应疾病。

2. **肺穴** 位于心穴两旁3分。主治：肺经相应疾病。

3. **胃穴** 位于舌面中央，心穴后1寸。主治：胃经相应疾病。

4. **脾穴** 位于胃穴旁开4分。主治：脾经相应疾病。

5. **胆穴** 位于胃穴旁开8分。主治：胆经相应疾病。

6. **肝穴** 位于胆穴后5分。主治：肝经相应疾病。

7. **小肠穴** 位于胃穴后3分。主治：小肠经相应疾病。

8. **膀胱穴** 位于小肠穴后3分。主治：膀胱经相应疾病。

9. **肾穴** 位于膀胱穴旁开4分。主治：肾经相应疾病。

10. **大肠穴** 位于膀胱穴后2分。主治：大肠相应疾病。

11. **阴穴** 位于大肠穴后2分，舌根部。主治：前后阴疾病。

12. **聚泉** 位于舌面中央，胃穴前2分。主治：消渴、舌强等。

13. **上肢穴** 位于肺穴与胆穴之间，舌边缘。主治：上肢病痛。

14. **下肢穴** 位于阴穴旁开1寸，近舌边缘。主治：瘫痪。

15. **上焦、中焦、下焦穴** 从聚泉穴引一横线，舌尖部分统称上焦穴。通过小肠穴引第二横线，第一、二横线之间为中焦穴。通过大肠穴引第三条横线，第二、三横线之间为下焦穴。上、中、下焦三穴分别各主治上、中、下焦相应疾病。

16. **额穴** 将舌向上卷起，舌尖抵上门齿舌尖正下3分即为额穴。主治：头痛、眩晕。

17. **目穴** 位于额穴斜下3分。主治：目赤肿痛。

18. **鼻穴** 位于舌边缘与舌下静脉之间，目穴下2分。主治：鼻塞、鼻渊。

19. **耳穴** 位于鼻穴斜下2分。主治：耳鸣、耳聋。

20. **咽喉穴** 位于耳穴正下2分。主治：咽喉肿痛。

21. **海泉** 将舌卷起，位于舌下中央系带上。主治：呃逆、消渴。

22. **金津、玉液** 舌尖向上反卷，上下门齿夹住舌，使舌固定，舌下系带两侧静脉上，左名金津、右名玉液。主治：口疮、舌炎、喉痹、呕吐、漏经。

23. **舌柱** 舌上举，在舌下之筋如柱上。主治：重舌、舌肿。

24. **中矩** 舌上举，位于舌底与齿龈交界处。主治：舌燥、中风舌强不语。

（二）舌针新穴

1. 神根穴　舌底舌下系带根部凹陷中。主治：高血压、脑血栓。

2. 佐泉穴　舌底舌下系带两侧肉阜近舌下腺导管开口处。主治：脑卒中后遗症。

3. 液旁穴　在左右舌下静脉内侧距舌根部1/3处。主治：高血压、脑血管病后遗症。

4. 支脉穴　在左右舌下静脉外侧距舌尖根部处。主治：高血压、脑血管病后遗症。

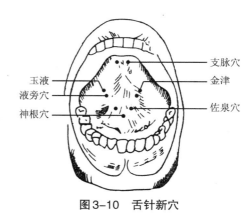

图3-10　舌针新穴

五、配穴方法

舌针配穴的基本原则是："经脉所过，主治所及，体舌相应，循经定穴。"主要配穴方法有以下四种。

1. 单独配穴法　即只用舌穴的方法。根据脏腑经络学说，按病症与舌穴相应的原理，辨证取穴，用于治疗局部或全身病症。如取心穴、脾穴、金津玉液，治口舌糜烂；取心穴、肾穴、额穴、治不寐健忘；取肝穴、肾穴、阴穴，治月经不调等。

2. 内外配穴法　舌穴与邻近腧穴相配。如胆穴配风池治偏头痛；中矩配廉泉治中风舌强不语；肺穴、聚泉配天突治哮喘等。

3. 上下配穴法　舌穴与任督及下肢经穴相配。如膀胱穴配中极治尿急、尿痛；阴穴配命门、关元治遗精、阳痿；胃穴配足三里治胃痛、呕吐等。

4. 左右配穴法　同侧的舌穴与经穴相配，如右侧肺穴、咽喉穴配右侧少商穴，治右侧咽喉肿痛。舌穴与对侧经穴相配，如右上肢穴、脾穴配左侧曲池，合谷治左上肢瘫痪、手臂肿痛；左下肢穴、肾穴配右侧阳陵泉、绝骨，治疗下肢痿痹、膝腿肿痛等。

六、适应证

舌针多用于治疗舌体及肢体运动功能障碍的有关病症，如舌麻、舌体歪斜、木舌、重舌、口内异味感和肢体瘫痪、麻木、咽痛等；脏腑经络病症，如高血压、肩周炎、心血管病等。

七、操作方法

1. 舌针前，一般给予患者3%过氧化氢或1/5000高锰酸钾液漱口，以清洁口腔。

2. 针舌面穴位，患者自然伸舌于口外；针舌底穴位，患者将舌卷起，舌尖抵住上门齿，将舌固定，或将舌尖向上反卷，用上下门齿夹住舌，使舌固定。亦可由医者左手垫纱布敷料，固定舌体于口外，进行针刺。

3. 针刺时采用快速点刺进针，进针1寸左右，手法采用提插与捻转相结合的方法。留针5分钟。

4. 舌穴刺血法：一般采用26号1.5寸长毫针，在选用穴位上，快速浅刺放血。须严格掌握"针不宜过粗，刺不宜过深，血不宜过多。"

八、注意事项

1. 严格消毒，避免针刺感染，或口腔污染。

2. 体弱急重病患者禁针，防止晕针。有自发性出血或凝血机能较差的患者，不宜针刺。

3. 注意掌握针刺深度及手法。

九、临床应用

（一）临床研究

舌针治疗脑卒中后遗症

取穴：神根穴、佐泉穴、液旁穴、支脉穴。治愈16例，显效13例，进步

11例。其中脑血栓形成病人恢复快，一般针刺3~10次可见效，病程愈短，疗效最好。在治疗中以脑血栓形成效果较好，在舌针治疗的34例中，基本治愈16例，显效10例，进步8例。肢体活动下肢优于上肢，言语恢复效佳。［王隆漠．舌针治疗中风后遗症40例观察小结．辽宁中医杂志，1983（2）：26］

（二）典型病例

例1 脑卒中

杨某，男，63岁，退休干部。1970年12月患脑血栓形成，经治后可以挟杖行走，但动作不灵活，不敢外出，言语不利，着急时舌蹇语涩，右手指不能持筷。1982年7月6日初诊，舌针2次腿痛消失，右下肢活动较前灵活，可以蹲下自如，针6次后，言语清楚，手指屈伸较前灵活，可独自步行，针10次后，痊愈。［王隆漠．舌针治疗中风后遗症40例观察小结．辽宁中医杂志，1983（2）：26］

例2 腿痛

蒋某，男，21岁。1982年4月9日行胃大部切除后两下肢麻木、无力，闪电式疼痛，行走活动不利。曾经某医院诊为"周围性神经病变"，经治疗无效。

1982年6月8日来我院求诊。取穴：肝、胆、足三里。留针30分钟，针后诸症悉减。4次后活动自如，7次后痊愈，随访未见复发。［赵荫生．舌针治疗法的初步应用．新疆中医药，1986（1）：48］

第四章　胸穴指压疗法　腹针　脐穴疗法　颈针　背俞针　脊针

第一节　胸穴指压疗法

胸穴指压疗法，是以手指按压胸部的穴位，运用经络、神经与内脏相关的理论而治疗疾病的一种方法。

一、源流发展

胸穴指压疗法是20世纪60~70年代由安徽省临泉县的医务工作者在总结前人经验的基础上，结合大量临床实践，探索总结出来的一套临床行之有效的治疗方法。并于1973年应用于临床，取得了较为满意的临床疗效。胸穴指压疗法以手指或振荡器刺激胸部骨骼及附近敏感压痛点，用深压痛或震荡觉抑制痛觉，并通过调节自主神经功能和作用于免疫系统来治疗疾病。其具有操作简便、易于推广、容易掌握、疗效确切等诸多优点，是一种较为可靠的临床治疗方法。

二、理论基础

胸廓内藏心肺，为宗气之所。《灵枢·胀论》说："胸腹，脏腑之郭也。"许多经脉与胸部有密切关系。任脉、足少阴肾经、足太阴脾经，足厥阴肝经、手少阴心经、手太阴肺经、手厥阴心包经、足阳明胃经均行于胸中。此外，手太阴之筋"下结胸里"；手少阴之筋"结下胸中"；手厥阴之筋"入腋散胸中"；冲脉"挟脐上行，至胸中而散"；跷脉"上循胸里"。

由于胸部与诸脏腑经脉有着密切的联系，故胸穴指压疗法具有广泛的治疗作用。

三、胸廓解剖

胸廓由胸椎、肋骨、肋软骨及胸骨连接构成，横径长，前后径短，上部窄而下部宽，近似圆锥形。所围成的胸腔，内有心肺及大血管等重要脏器。肋骨间有肋间外肌、肋间内肌，内有肋间神经循行。胸部还有胸大肌、胸小肌、胸横肌等肌肉覆盖，肺表面、胸廓内面及膈上面还有胸膜覆盖。

四、穴位定位与主治

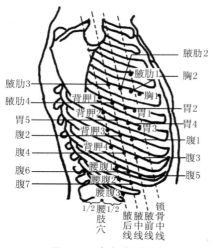

图4-1 胸穴（侧面）

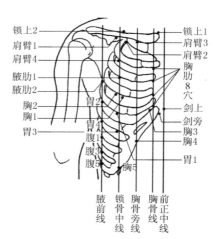

图4-2 胸穴（正面）

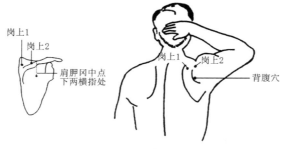

图4-3 背腹穴

表4-1　胸部侧面穴位定位及取穴方法与主治功能一览表

穴位		初步定位及取穴方法	主治功能
胃穴	胃1	第五肋下缘，锁骨中线外一横指（以病人食指中间指关节，即第一指关节的宽度为准，后同）处，抵压肋骨下缘（全部胃穴和腹穴取穴均同胃）	胃痛、恶心、呕吐、膈肌痉挛，心悸
	胃2	第五肋下缘与腋前线交点	
	胃3	第六肋下缘，锁骨中线外一横指处	胃痉挛、上腹痛、肝区痛、膈肌痉挛
	胃4	第六肋下缘与腋前线交点	
	胃5	第六肋下缘与腋中线交点	
腹穴	腹1	第七肋下缘与腋前线交点	上腹及脐周病、肝胆疾患、腹胀、膈肌痉挛
	腹2	第七肋下缘与腋中线交点	
	腹3	第八肋下缘与腋前线交点	
	腹4	第八肋下缘与腋中线交点	
	腹5	第九肋下缘与腋前线交点	腹痛（以中、下腹痛为主）、腹胀、肠麻痹、肝胆疾患、痛经
	腹6	第九肋下缘与腋中线交点	
	腹7	第十肋下缘与腋中线交点	
腋肋部	腋肋1	第三肋下缘与锁骨中线交点，抵紧肋下缘向外上方压	胸上及腋窝部痛
	腋肋2	第四肋下缘与腋前线交点，抵肋骨下缘	腋窝及腋下部疼痛
	腋肋3	第四肋下缘与腋中线交点，取穴同腋肋2	
	腋肋4	第五肋下缘与腋中线交点，取穴同腋肋2	腋部痛，肩臂痛（尺侧）
背胛部	背胛1	第五肋下缘与腋后线交点，抵紧肋下缘向上直压	肩胛内及背部痛
	背胛2	第六肋下缘与腋后线交点，取穴同背胛1	
	背胛3	第七肋下缘与腋后线交点，取穴同背胛1	背中、下部疼痛及软组织损伤
	背胛4	第八肋下缘与腋后线交点，取穴同背胛1	
	岗上1	肩胛冈内端上角尽处	落枕、偏头痛、颈项及枕部痛
	岗上2	肩胛冈上缘中点	落枕、肩胛冈上痛
腰腹部	腰腹1	第九肋下缘与腋后线交点，抵压肋骨下缘	腰部软组织损伤、腰骶区疼痛、腹痛、腹胀、痛经
	腰腹2	第十肋下缘与腋后线交点，取穴同腰腹1	
	腰腹3	第十一肋下缘与腋后线交点，取穴同腰腹1	
	腰腹4	第十一肋下缘与肩胛内线交点，先抵压肋下缘，后垂直压	
	背腹穴	肩胛冈中点下两横指处，或将病人的手掌按在枕部，同侧肩胛区的凹陷处即是本穴，垂直按压	胆道蛔虫症引起的疼痛、腹痛、肩背痛、肘臂痛、落枕
	腰肢穴	从第十二肋端向脊柱引一水平线，此线与骶棘肌外缘的交点 取穴：①手指深入骶棘肌外缘，向脊柱方向挤压，酸胀感传至骶部；②垂直按压，麻胀感传至下肢外侧	腰骶部扭伤、下肢麻木疼痛、腹痛

表4-2　胸部正面穴位

穴位		初步定位及取穴方法	主治功能
锁骨上部	锁上1	胸锁关节处，锁骨内端的上缘，将手指按入胸骨上窝，压向锁骨端	心悸、偏头痛、耳部疾患偏头痛、心悸、膈肌痉挛（取穴按①法）；肩胛及上肢痛、落枕（取穴按②法）
	锁上2	锁骨上缘中点向内一横指，于锁骨的内侧面。取穴：①将手指深入锁骨上窝，抵在锁骨内面。滑动手指时有细条索状物滚动，并有颞侧胀痛感；②手指从锁骨上窝压向后下方再向内挤压，有麻胀感传至肩胛及上肢尺侧（小指侧）	
肩臂部	肩臂1	锁骨下凹处，于锁骨中线外一扁指，皮下可触到一粗大的斜形肌束。取穴：①斜行肌束的上缘垂直压，有麻胀感传到上肢桡侧（大拇指侧）；②斜行肌束的下缘垂直压，有麻胀感传至上肢尺侧（小指侧）	上肢麻木、疼痛、震颤、肩痛、落枕
	肩臂2	锁骨下方，于锁骨中点内一横指	肩臂痛（臂后区尺侧）
	肩臂3	锁骨与第一肋骨间，在胸骨旁线上，垂直按压	肩臂痛（臂后区下方桡侧）
	肩臂4	第二肋下缘，锁骨中线稍外方，抵紧肋骨下缘向外上方按压	肩臂痛（臂前区）
胸部	胸1	第四肋下缘，锁骨中线外侧一扁指处，抵压肋骨下缘	胁肋及上胸部疼痛、肋间神经痛、心悸
	胸2	第四肋下缘，锁骨中线外侧一扁指处，取穴同胸1	
	胸3	第六胸肋关节外一横指处，于肋软骨上垂直压	下胸部痛、肋间神经痛
	胸4	肋弓与胸骨旁线的交点，垂直压	肋弓区和下胸部痛
	胸5	肋弓与锁骨中线交点，垂直压	季肋区疼痛、肝区痛
胸肋8穴		第二至第五胸肋关节的下角各一穴，双侧共8穴，手指按入肋间，向内上方抵压	肋间神经痛、胸闷、支气管炎
剑突部	剑上	胸骨剑突与胸骨体结合处，向上推压	头晕、前额痛
	剑旁	剑突与肋弓交界处，向肋弓边缘挤压	上腹痛、呕吐

五、配穴方法

1. 按中医理论取穴　中医学在治疗疾病时，多按中医理论辨证施治。针灸治疗时即为辨证取穴，如头痛症，按照中医经络理论，前头痛为阳明头痛，偏头痛为少阳头痛，后头痛为太阳头痛。在胸穴选穴时，也可根据辨证取穴，如腹胀，有肝气不疏之腹胀，有脾气不运之腹胀，前者选肝穴治疗，后者选脾穴治疗。

2. 同侧取穴，远近相配　本疗法一般均在患侧取病变局部穴和所主疾患的远离穴位。如胃痛，常于胸5~胸9的部位到胃、腹各穴，并于胃附近取剑尖或剑旁穴。

3. 失穴勿失区　胸穴的分布与节段性的神经支配有关。故在治疗时，遇到胸穴不敏感的或治疗效果不显著的，可以在相应节段的神经支配区内，于肋骨下缘或骨的表面寻找敏感点作为治疗点。

六、适应证

胸穴指压疗法主要适用于一些常见的痛症，对于内脏和身体的某些部位因功能失调而引起的急性头痛、胸痛、胃痛、腹痛以及颈、肩、臂、腰、骶部的软组织扭伤，肩关节周围炎、痛经等，疗效显著；对于慢性痛症，亦有一定疗效；对于一些器质性疾患如胃、十二指肠溃疡，肾结石等所引起的疼痛，有缓解症状的作用；对于膈肌痉挛、心悸、昏厥、胸闷、腹胀也有一定疗效。本法还用于指压麻醉和作为某些疾病的辅助诊断。

七、操作方法

1. 滑动指压法　用较强的压力抵紧胸穴，以穴位处的结节或条索状物为中心，顺着肋骨下缘或骨的表面来回滑动手指，使病人有较强的触痛感。此法适用于重症、急症及胸穴不太敏感者。此外，治疗软组织疾患时，在局部反应压痛点上做大幅度、大强度滑动，其滑动方向与患处的肌肉走向呈十字交叉，称为"大幅度滑动指压法"；手指深入反应压痛点内，着力于深部，反复滑动，称为"深部滑动指压法"。

2. 持续指压法　以中等强度的压力持续抵压胸穴，不滑动手指。适用于轻症、小儿、体弱及胸闷过度敏感者。

3. 其他　为使胸穴保持较强的反应，用手指抵紧穴位可做持续颤抖的动作。对于腰肢穴及位于肌肉加厚处的胸穴，必要时可利用短棒（一端圆钝，缠裹纱布）压迫代替指压。

根据临床观察，足够的指压强度还必须持续一定的时间，直至达到一定的刺激量时，才能克制病理性反应。一般每次指压7~15分钟。急性病每日2~3次，必要时可连续治疗2~3日。慢性病每日1~2次，7日为一个疗程，休息2~3天，再进行第二疗程。

八、注意事项

1. 指压胸穴多按主、配穴依次进行。为了尽快缓解病人痛苦，可用双手或两人对左右侧相应穴位或不同穴位同时按压。

2. 准确的取穴、足够的指压强度和维持一定的指压时间是取得疗效的关键。

3. 指压胸穴，应先轻后重，切忌用力太猛，以免因刺激过重使病人难以忍受而影响治疗。对老人、小儿、体弱及胸穴特别敏感者，手法可适当放轻。

九、临床应用

（一）常见病症处方

1. 胃痛（慢性胃炎、胃痉挛等）

主穴：胃1、胃2、胃3、剑上穴。

配穴：剑尖、剑旁、背腹、腰腹穴。

2. 腹痛

主穴：腹穴。

一般选2个腹穴，病在上的取上部腹穴，病在下的多取下部腹穴；满腹痛的上、下部敏感穴兼取。上腹痛：腹1、腹3，配剑上、剑旁；下腹痛：腹3、腹6，配腰肢、腰腹穴。

3. 胆道蛔虫症、胆结石、胆囊炎引起的疼痛

（1）背腹，配剑旁、剑尖穴；

（2）腹1、3、6配胸5穴。

4. 肾结石引起的疼痛

主穴：腰肢、腰腹1、4。

配穴：背腹穴。

5. 头痛

（1）前额痛：

主穴：剑上、剑尖穴。

配穴：锁上2穴。

（2）偏头痛：

主穴：锁上2、岗上1。

配穴：压痛点。

6. 落枕

主穴：岗上1、岗上2、锁上1、锁上2。

配穴：肩臂、背腹穴。

7. 胸痛（胸壁挫伤、岔气、肋间神经痛）

主穴：上胸痛及胁肋痛取胸1、2、5，下胸部痛取胸3、4。

8. 肩痛

主穴：肩臂1、背腹穴，锁上2。

配穴：肩前痛配肩臂4；肩上和肩后痛取肩胛穴；腋窝及腋下部痛取腋肋1、4，肩臂穴；肩胛内痛取肩臂3。

9. 上肢疼痛麻木

主穴：肩臂1、锁上2、背腹穴。

配穴：尺侧臂痛取肩臂2、5；桡侧臂痛取腋肋1；臂前区痛取肩臂4；臂

后区痛取肩臂2、3；三角肌处痛取肩胛穴。

10．背痛

主穴：背腹、锁上2。

配穴：背上部痛加肩臂3，背胛1、2及压痛点；背下部痛加背胛3、4。

11．腰痛

主穴：腰腹1~4，腰肢穴。

配穴：反应点。

12．腿痛

主穴：腰肢穴。

13．肌纤维组织炎

主穴：腰肢穴。

14．痛经

主穴：腹4、腹6。

配穴：腰腹1、4，腰肢穴。

15．呃逆

（1）腹1配背腹穴。

（2）胃1配胸5；剑尖配锁上1、2。

16．心悸

（1）锁上1配剑旁穴。

（2）锁上2配剑上穴。

17．昏厥

主穴：锁上2。

配穴：剑尖、剑上、胸2。

18．胸闷、气短

主穴：胸肋8穴。

配穴：锁上1、2。

［临泉县中医药研究所．胸穴指压疗法．新医药杂志，1976（7）：303］

（二）临床研究

1. 脏器性疾患引起的疼痛

（1）胃痉挛：由受凉等单纯性刺激所致的痉挛性痛，共418例，痉愈和基本缓解355例，占82.1%，好转42例，占10.2%，无效31例，占7.5%。总有效率占92.4%。三分钟内起效占72.4%，五分钟内起效占94.1%。1~2次基本缓解的241例，占有效病例的63.9%。

（2）急性胃炎134例，痉愈和疼痛基本缓解86例，占64%；好转39例，占29.1%；无效9例，占607%，总有效率为93.2%。

（3）肠蛔虫症痛76例，镇痛有效率为87.2%，其中疼痛明显缓解占61.7%。镇痛持续时间为27分钟~32小时，一般1~4小时。

（4）肠粘连痛21例，缓解30分钟~6小时的15例，占71.4%；减轻3例，占14.2%。

（5）胆道蛔虫症31例，疼痛基本缓解22例，占70.9%；减轻4例，占12.9%。

2. 躯体性疼痛

（1）落枕102例，91例三分钟内起效，经1~3次治疗，痉愈和疼痛基本缓解的99例，占97%，好转3例。

（2）肩周炎100例，病程三个月~12年，一年以内者为多。基本治愈43例（43%）；显效36例（36%），好转19例（19%），无效2例（2%）。

（3）急性腰扭伤117例，指压1~3次痉愈和显效的110例，占94%，好转7例，于3分钟内起效者占88%。

（4）网球肘48例，痉愈36例（75%），好转10例（20.8%），无效2例（4.1%）。

（5）头痛105例，痉愈40例（38%），显效38例（36.1%），好转21例（20%），无效6例（5.7%）。

（6）其他痛症：肌纤维组织炎34例，痉愈和显效率为70.5%，肩臂痛有效率为95%，腰腿痛161例，显效以上96例，占59%。

3. 指压麻醉拔牙

拔牙268个，Ⅰ级155例（58%），Ⅱ级71例（26%），Ⅲ级23例（9%），Ⅳ级19例（7%），手术成功率为93%，优良率达84%。

4. 其他疾患

（1）喘息性支气管炎100例，治疗30天，近期控制31例（31%），显效28例（28%），好转33例（33%），无效8例（8%），显效以上占59%，总有效率为92%。

（2）功能性窦性心动过速30例，正常22例（73.3%），有效6例（20%），无效2例（6.6%），总有效率为93.3%。

（3）膈肌痉挛29例，痊愈22例，显效3例，无效4例。[临泉县中医药研究所. 胸穴指压疗法. 新医药杂志，1976（7）：303]

（三）典型病例

例1　急性腰扭伤

韩某，男，28岁，农民。3月7日扭伤腰部，呈持续性剧痛，行动转侧自感困难。检查：右侧第四腰椎横突处有明显压痛，前屈后伸运动受限。诊断：急性腰扭伤。重压右侧腰腹穴、腰肢穴，5分钟疼痛减轻，15分钟后疼痛缓解，俯仰转侧自由，第二天，又指压一次，疼痛消失。[临泉县中医药研究所. 胸穴指压疗法. 新医药杂志，1976（7）：303]

例2　偏头痛

刘某，男，35岁，干部。1974年因失眠疲劳，突发左侧颞部疼痛，呈针刺样，伴有恶心，病人自述曾发生类似情况两次。检查：无异常发现。诊断；偏头痛。指压同侧锁上2，3分钟后起效，12分钟后痛止，观察7天未复发。[临泉县中医药研究所. 胸穴指压疗法介绍. 中医药研究参考，1978（4）：1]

第二节　腹　针

腹针疗法，是针刺腹部穴位以治疗全身疾病的一种方法。腹针穴位同耳针穴位、头针穴位一样与身体各部位均有密切联系，分布有一定的规律性。

一、源流发展

用腹部腧穴治疗腹部以外的疾病已有十分悠久的历史，其理论基础就是中医的经络学说、阴阳学说和五行学说。腹针疗法是针灸工作者于20世纪60年代总结发明的。尔后薄智云教授经过长期针灸临床实践进一步总结发明了以腹部穴位治疗全身疾病针灸治疗方法。

薄氏腹针疗法的创立，源于针灸临床实践。1972年薄智云教授针刺任脉关元、气海穴治疗一位因腰扭伤合并坐骨神经痛的病人产生奇效，从中受到启迪。从此，薄教授开始用此法进行各种疾病的治疗，屡屡见效，从而发现在腹部存在着一个以神阙为核心的经络系统，并首次提出神阙调控系统的理论，到80年代末期，以神阙调控系统为核心的腹针理论逐渐形成，又经过数千人次的科学实验和反复临床验证，从而形成了以治疗慢性病、疑难病为主，并有广泛临床适应证和良好的临床疗效的新的针灸临床治疗疗法——腹针疗法。

腹针疗法在总结前人经验的基础上，提出了"用针之道，立法为先，操术次之，尔后机变"的针灸大法。在临证时要求"先从诊断入手，再看辨证妥否，尔后操术勿躁，依情再做加减"。强调把腹针疗法构架在中医基础理论上，突出"辨证论治"和"治病必求于本"的学术思想。用中医的理、法、方、穴，通过针刺腹部最大限度的激发神阙系统及人体经络系统的自我调控潜能，使人体恢复正常功能从而治愈疾病。腹针疗法具有痛苦小、见效快、疗效稳定、适应证广等诸多优点，适宜于广泛推广。

二、理论基础

腹与经络脏腑有密切的联系。中医脏腑理论认为，心位于胸中，但得养于脾胃，与小肠相表里，通过经别络于小肠；肺虽位于胸中，但肺的经脉却起于中焦，下络大肠；其他的脏腑俱在腹中。因此，五脏六腑与腹部有密切的联系。

腹与经络有密切联系。人体脏腑均位于腹部；手三阳经分别络于大肠、小肠、三焦，足三阳经分别属于胃、胆、膀胱，足三阴经分别属于肝、脾、肾。此外，足阳明经别"入于腹里"；足阳明之筋"上腹而布"；足太阴经"入腹"；足厥阴经"抵小腹"；任脉"循腹里"；任脉络"下鸠尾，散于腹"。可见腹部与经络脏腑密切联系，针刺腹部穴位，可以治疗全身多种疾患。

募穴是脏腑之气结聚的地方，由于募穴与脏腑的部位更为接近，所以脏腑有邪多反映于募穴。滑伯仁曾说："阴阳经络，气相交贯，脏腑腹背，气相通应"。指脏腑与背俞、募穴相通，病邪侵袭脏腑，俞募则出现各种病理反应，因此以俞募为审查症候、诊断、治疗疾病的重要部位。因脏腑的募穴大多集中在腹部，故又称"腹募"。

三、腹部解剖

腹部在体表上的上界是肋弓，下界由髂嵴、腹股沟、耻骨嵴和耻骨联合上缘所组成。腹腔是身体上最大的空腔，内含消化系统和泌尿系统等器官。

腹壁分为浅、深两层。腹壁浅层由皮肤、浅筋膜、皮下血管、皮神经、深筋膜构成。前腹壁皮肤较薄而弹性级大，浅筋膜含皮下脂肪较多。皮下血管主要是肋间动脉分支，股动脉分支（腹壁浅动脉、旋髂浅动脉）。脐以上浅静脉回流于胸腹浅静脉，脐以下浅静脉汇集于腹壁浅静脉，回流于大隐静脉。皮神经主要是肋间神经的前皮支与后皮支及髂腹下神经、髂腹股沟神经的皮支。腹壁深层主要由腹外斜肌、腹内斜肌、腹横肌、腹直肌等诸肌构成。神经主要是下位6对肋间神经，血管主要由腹壁上、下动脉，旋髂深动脉组成。

四、穴位定位与主治

（一）原始穴

1. **肩部**　位于胸骨下端6cm，正中线双侧旁开1cm之处。主治：肩部扭伤、疼痛。

2. **胸部**　位于胸骨下端7~8cm之处。主治：胸痛、胸闷、肋间神经痛。

3. **颈部及后头部**　位于胸骨下部2~3cm。主治：落枕、头痛。

4. **腰部**　位于脐下6cm处。主治：急性腰扭伤、腰肌劳损。

5. **下肢**　位于脐下7~8cm。主治：痿痹、坐骨神经痛。

（二）薄氏腹针

腹穴包括腹部全息影像穴位、腹部八廓穴位、腹部经穴、经外奇穴、新穴。

腹针是以神阙布气假说为核心形成的一个微针系统，通过刺激腹部穴位调节脏腑失衡来治疗全身疾病。因此，腹针的定位以神阙为中心展开。这点虽与解剖学上把肚脐作为体表标志来定位相同，但内涵上却有本质的区别。前者把神阙作为一个功能系统，而后者则仅仅把它作为一种定位点。

腹部取穴时，以任脉为纵轴坐标，以胸骨柄、肚脐、耻骨联合上缘为标志点进行取穴。一般上腹部的取穴以神阙到中庭分为8寸，也可以从神阙到胸骨柄属尾（鸠尾）分为7寸，但在临床上由于剑突的长短差异较大，故腹针取穴时以中庭到神阙分为8寸为准。下腹部则以神阙到耻骨联合上缘分为5寸为准。

腹部任脉的分寸确定之后，横寸则以双乳间的距离8寸取度量，为了临床取穴方便一般以神阙至腹侧的外缘定为6寸来计量。

水平线，比例寸：让患者平卧后，在腹部上述标记点作垂线向上延伸，然后在两条垂线上照水平线，在水平线上等分，排除因凸凹造成的视觉错觉，以达到取穴准确的目的。例如从神阙做一横坐标经天枢、大横到腹侧缘，可从腹侧用一直尺贴腹壁外缘与床成<90° 笔直向上方伸出，用另一刻度尺与前尺的平面>90° 相交向神阙穴处度量，所得的直线距离为6寸，其2寸处即为天枢穴的定位点。腹上段与腹下段的方法与上述相同。

任脉为中心标记：从解剖来看，任脉应当在腹白线的下边，因此，我们把腹白线作为任脉的体表标记。在不同的人体表面，腹白线也不尽相同，有的人在上腹部腹白线有扭曲现象，有的人在下腹段腹白线有偏移。但是，不管腹白线在腹部怎样移动，我们都把它作为任脉的体表标志。首先对任脉的经穴定位，然后再确定两侧足阳明胃经的平行线，并以此为基础对其他的腹穴进行度量，这样才能使腹部的取穴较为精确。简单地把腹部的正中线作为任脉来取穴，在许多情况下是不正确的。

一般而言，当腹穴浅刺时，主要影响腹壁的深、浅动静脉，深、浅淋巴管，脊神经的腹区段及皮支和腹部腹壁层的一些其他组织。其主要影响的是外围系统。因此，腹部左右同名经的经脉与经穴有相同的穴性和功能，其穴位的特点除与所属的经脉相关外，还和所在部位的全息影像相关。上腹部的经穴根据部位的不同分别可治头、面、颈、肩、上肢及手部的疾病，下腹部的经穴根据部位的不同分别可治腰骶部、膝关节及足部的疾病。

当腹穴深刺时，则会刺激腹腔内的脏神经及其周围的组织而引起相应的内脏系统的应激反应，直接对人体的内环境稳态产生影响，进而引起全身的变化。经穴中募穴的功能即属腹穴深刺时的穴性，而在浅刺腹穴时对内脏的影响则会很小，或其所影响仅是经脉或与腹全息相关。一般而言，腹穴深刺时的主治与相邻近的解剖投影脏器的功能相关。在腹针中我们把这一规律进行了归纳，用八廓理论来概括腹部穴位深刺时的分区，有助于对腹穴的基本深刺特性进行宏观的把握。但是，许多腹穴还有其特殊的作用，还需逐一理解与记忆。

1. **全息影像穴位** 腹针理论认为以神阙为核心的腹部存在着两个全身的经络调控系统，其中调控外周的系统位于前腹壁浅层，是一个全身缩影的全息影像。定位取穴法便是利用腹部的这一特点以腹部的区域调节全身的取穴法，也是腹针疗法中的一种重要取穴法。

腹部的经络是一个多层次的空间结构，人体在腹部的全息影像酷似一只伏在前腹壁上的神龟。其颈部从两侧商曲穴处伸出；其头部伏于中脘穴上下，尾部从两侧气旁穴（气海旁开 5 分）处向下延伸终于关元穴附近；其前肢分别由滑肉门引出，在上风湿点屈曲，止于上风湿外点（上风湿点位于滑肉门外 5 分上 5 分，上风湿外点位于滑肉门外 1 寸），其后肢由外陵穴向外伸展止于下风湿下点穴（外陵穴下 1 寸外 1 寸）。在厚厚的腹壁覆被组织中，这一影像分布于腹壁的浅层，构成了神阙调控系统中外周调节系统的主体，而腹部定位取穴法又主要是调节与人体相对应部位，因此，腹部定位取穴法以腹部的神龟生物全息影像为特征。

根据腹部的全息分布特点，定位取穴治疗头部疾患时取中脘、阴都等周围的穴位。腹全息的颈部由商曲穴处伸出，故治疗颈部的疾患取商曲、石关及附近的穴位。腹全息图的前肢代表人体相应的上肢，故治疗左右上肢的疾患取滑肉门至上风湿点，上风湿外点之间的同侧穴位进行治疗；腹全息的后肢由外陵穴向外下方伸展与人体的下肢相应，故治疗下肢的疾患由外陵至下风湿点、下风湿下点之间的相应穴位进行治疗。腹全息的腰骶部起于气旁终于关元穴附近，故腰椎的疾患取其附近的穴位进行治疗。

前腹壁丰富的深、浅动静脉，淋巴管，肋间神经，腰神经及脂肪、肌肉组织为腹部经络提供了丰富的物质基础，而在这厚厚的组织中，腹全息系统隐存于腹壁的浅层中，以立体结构的组织形式存在着，并且随着病情的轻重、病程的长短，病位的浅深亦有所不同。因此，在腹针中针刺的手法便显得非常的重要。

2. 八廓穴位　八卦与五行关系的确定为腹部八廓的定位判定提供了有力的依据。在长期的腹针实践中，薄氏发现腹部脏腑的分区与调节是有规律可循的，这一规律与后天八卦相合。人体内脏的生理也大致合于后天八卦图的规律。心居上焦为火，肾居下焦为水，肝胆位右肋下为木，脾居左肋下为土，而肺金与大肠相表里，降结肠与乙状结肠又恰位于左下腹，使人体内脏的生理用粗线条清晰地表达了出来。

腹部八廓定位以神阙为中心把腹部分成大致相等的八个部位，为方便记忆各以一个穴位为核心代表一个部位。如中脘为火，为离，主心与小肠；关元为水，为坎，主肾与膀胱；左上风湿点为地，为坤，主脾胃；左大横为泽，为兑，主下焦；左下风湿点为天，为乾，主肺与大肠；右上风湿点为风，为巽，主肝与中焦；右大横为雷，为震，主肝胆；右下风湿点为山，为艮，主上焦。

八廓中每一廓的穴位都对所主脏腑有特有的治疗作用，并对内脏的平衡调节起着重要的作用。如心肾不交出现虚烦不眠、心悸健忘、头晕耳鸣、咽干、腰膝酸软等症时，则可通过离廓与坎廓的穴位治疗；而肝肾阴虚出现头晕目眩、耳鸣如蝉、健忘失眠、咽干口燥、五心烦热等症时，则可通过巽廓与坎廓的穴位治疗。腹部八廓辨证取穴法不仅扩大了针灸治疗的范围，而且为多层次地穴位的性能。

3. 腹部经外奇穴、新穴

腹部正中线经外奇穴：脐上奇穴主治消化不良，胃炎，胃溃疡病；脐周奇穴主治胃肠疾病；脐下奇穴主治泌尿，生殖系统疾病。（表4-3）

表4-3　腹部前正中线经外奇穴取穴与主治一览表

穴名	取穴部位	主治
梅花	中脘穴及两侧阴都穴的上下各0.5寸，共5穴	消化不良，胃炎，胃溃疡等
脐上下	在脐上下各1.5寸处	黄疸下痢，胃痛腹痛

续表

穴名	取穴部位	主治
脐四边	脐上下各 1 寸	急慢性肠炎，胃痉挛，水肿，消化不良，小儿暴痫
囟门不合	脐上下各 5 分处	小儿囟门不合，肠鸣下痢，水肿疝痛，妇科疾病
三角灸	以患者两口角的长为一边，以脐孔为顶点，作一等边三角形，使底边在脐下呈水平，三顶角处是穴	慢性肠炎，胃痉挛，疝气，腹部疼痛
腹泻	脐下 5 分	腹泻
身交	脐下横纹中	妇人阴挺，遗尿闭尿，大便秘结
绝孕	脐下 2 寸	妇人绝孕，小儿腹泻
止泻（又名利尿，血清，关元上）	脐下 2.5 寸	尿潴留，腹痛，腹泻，肠炎，急性菌痢，胃下垂，尿血，淋病，肾炎，子宫脱垂
中极下	中极穴下 5 分	尿失禁

腹部正面经外奇穴：脐上奇穴主治脾胃病；脐周奇穴主治胃肠病，气喘症；脐下奇穴主治生殖系统疾病。（表4-4）

表4-4 腹部正面经外奇穴取穴与主治一览表

穴名	取穴部位	主治
退蛔	右侧肋弓下缘，从正中线开始沿右侧肋弓下缘 6 分处为第 1 穴依次沿肋弓下缘，向右下方每隔 6 分为 1 穴。计 4 穴	胆道蛔虫症
肝神	右侧肋弓下缘，由剑突尖下斜，沿右肋弓下缘 5 分处 1 穴，1.5 寸处 1 穴，2.5 寸处 1 穴。计 3 穴	内耳眩晕症
通关（经穴阴都）	中脘穴旁开 5 分处	饮食不思
食仓	中脘穴旁开 1.5 寸	一切脾胃病
食关	建里穴旁开 1 寸	消化不良，胃炎，肠炎，噎膈反胃，胃气痛等
胃上	下脘穴旁开 1 寸	胃下垂
水分	水分穴旁开 1.5 寸	气喘，单鼓胀

穴名	取穴部位	主 治
魂舍	脐旁1寸	腹痛腹泻，食入不化，大便秘结
长谷	脐旁2.5寸	不嗜食，食入不化，下痢，水肿
金河	气海穴旁开5分	小儿腹股沟疝
气中	气海穴旁开1.5寸	肠痉挛，腹胀，肠鸣，肠炎，鼻血，溺血，气喘等
护宫	气海穴旁开2.6寸	不孕症，附件炎，卵巢囊肿，睾丸炎等
外四满	石门穴旁开1.5寸，四满穴旁开1寸	月经不调
遗精	关元旁开1寸	遗精，早泄，阳痿，阴囊湿疹
胞门，子户	相当于水道穴，左为胞门，右为子户	不孕症，腹中积聚，白带过多，子死腹中滞产，子宫虚冷，妇女淋病等
肠遗	中极穴旁开2.5寸	阴茎痛，睾丸炎，月经不调，附件炎，遗溺等
亭头	大赫穴下5分	子宫脱垂

腹部侧面经外奇穴：脐上奇穴主治肝、胆、胰、脾、胃的疾病；脐平线上下的奇穴，主治胃肠疾病；脐以下的奇穴，主治妇科及泌尿系统疾病。（表4-5）

表4-5 腹部侧面经外奇穴取穴与主治一览表

穴名	取穴部位	主 治
血门（又名食仓，肝明）	中脘旁开3寸	胃气痛，食欲不振，肝下垂，肝疼，胃下垂，溃疡病等
治肝	中脘旁开4寸	肝、胆、胰、脾病（肝、胆、胰病针右，脾病针左）
石关（与肾经石关穴同名异位）	中脘旁开5寸	产后两胁痛
肝基	中脘旁开3寸，下3分（右侧）	肝炎
胆囊	建里穴旁开3寸（右侧）	胆囊炎，胰腺炎，胆道蛔虫症
胃下垂	建里穴旁开3寸	胃下垂
提垂（又名胃上）	下脘穴旁开4寸	胃下垂

续表

穴名	取穴部位	主治
胃乐	水分穴上2分，旁开4寸	胃痛
通便	天枢穴旁开1寸	便秘
提宫	大横穴下1寸	子宫脱垂，睾丸炎
经中	气海穴旁3寸	肠炎，赤白带下，月经不调，尿潴留，五淋便秘等
通经	大横穴下2寸	闭经，月经不调，遗精
气门	关元穴旁开2寸	疝气，功能性子宫出血，胎孕不成等
提托	关元穴旁开4寸	子宫脱垂，下腹痛，疝痛，痛经，腹胀，肾下垂
子肠	中极穴旁开3.5寸	妇女阴挺
维胞	髂前上棘下内方凹陷处，平关元穴	子宫脱垂，肠疝痛，肠功能紊乱
维宫	中极穴旁开4寸，位于腹股沟处	子宫脱垂，睾丸炎
强冲（又名冲间）	曲骨穴旁开3寸	子宫脱垂，弛缓型瘫痪，下肢瘫痪

表4-6　腹部新穴取穴与主治一览表

穴名	取穴部位	主治
下脘上	下脘穴上5分	颈项强直、落枕、眩晕、手足麻木
上风湿点	滑肉门旁开5分上5分	肘关节疼痛、肘臂麻木、屈伸不利、网球肘
上风外点	滑肉门旁开1寸	腕关节炎、手关节活动不利、麻木
上风上点	下脘旁开3寸	手腕及手指僵直、活动不利、麻木
下风湿点	气海旁开2.5寸	膝关节疼痛、鹤膝风、膝关节活动困难
下风内点	气海旁开1.5寸	膝关节内侧疼痛、无力、活动困难
下风下点	石门旁开3寸	小腿外侧疼痛、活动不利、麻木
气旁	气海旁开5分	腰肌劳损、腰部疼痛、酸困、下肢无力
关元下	关元穴下3分	腰骶椎疼痛、麻木、下肢无力、疼痛

五、配穴方法

1. 依据部位对应取穴 如肩痛取肩穴，胸闷取胸穴等。

2. 与体穴配合应用 体穴用循经取穴法。循经取穴法便是根据经脉分布的特点，通过腹部的经穴治疗全身疾病的取穴方法。

腹部有六条经脉（包括任脉）通过头面、胸腹与同名经相接，通过四肢的末端与表里经相接，通过脏腑或经别等经络使全身形成一个统一的有机体，使腹部经穴治疗范畴上可达头面，近可调脏腑，远可及四末，为腹针治疗全身疾病提供了较好的物质基础。如足阳明胃经从头部循面颊、胸腹、膝关节外侧而下，头颞部疼痛、压痛及膝关节外侧的疼痛，均可取腹部足阳明胃经的经穴治疗。

还可以通过腹部的经脉治疗其相关经脉或相表里经的病变，如取任脉的经穴气海、关元等治疗腰椎疼痛，即督脉的疾病；取足少阴肾经的经穴治疗足太阳膀胱经的病变等。根据同名经经脉相聚于头面、胸腹等特点，通过腹部的经脉治疗其他相对应的同名经的病变，如手阳明大肠经循行于上肢外侧至鼻旁，与足阳明胃经相交，故大肠经的前臂部及腕部的疼痛也可用足阳明胃经的滑肉门穴。

3. 天地针 天地针是一组腹针的常用方，由中脘、关元组成。腹针以神阙为中，中脘为天，关元为地。中脘是胃之募穴，胃与脾相表里，有水谷之海之称；关元是小肠的募穴，别名丹田，有培肾固本、补气回阳之功，故两穴合用具有补脾肾之功能。

4. 引气归元 引气归元由中脘、下脘、气海、关元四穴组成。中脘、下脘均属胃脘，两穴含有理中焦、调升降的作用，且手太阴肺经起于中焦，故兼有主肺气肃降的功能。气海为气之海，关元培肾固本，肾又主先天之原气。因此，四穴含有"以后天养先天"之意，故名"引气归元"。《难经·四难》曰："呼出心与肺，吸入肾与肝"。故此方有治心肺、调脾胃、补肝肾的功能。

5．腹四关、调脾气、风湿点

（1）腹四关：由滑肉门、外陵左右共4个穴位组成。滑肉门位于神阙之上，治疗躯干上段及上肢的疾患；外陵位于神阙之下，治疗下腹及下肢的疾患。该四穴具有调气血、疏理经气使之上输下达肢体末端的作用，是引脏腑之气向全身布散的妙穴，故称"腹四关"。临床用于治疗全身性疾病，与引气归元或天地针合用时，兼有通腑之妙。

（2）调脾气：由左右大横穴组成。大横是足太阴脾经的经穴，文献记载以治大风逆气、四肢不举、多寒、善悲为主。但近年来大横穴的临床应用除用于驱虫外，其他报道甚鲜。根据作者的多年经验，认为大横具有调整脾脏功能、祛湿、健脾、滑利关节的作用，故常与腹四关合用治疗腰部疾患和坐骨神经痛，与风湿点合用治疗全身关节炎或肩周炎等症。

（3）风湿点：为经验穴。上风湿点位于滑肉门穴的外5分、上5分；下风湿点位于外陵穴的外5分、下5分。风湿点有消肿、止痛的作用，与大横合用可祛风、滑利关节、消肿痛、开瘀血。治疗肩、肘疾病时可仅用上风湿点，治疗下肢疾病时，也可仅配下风湿点。

六、适应证

1．病程较久，内伤脏腑的全身性疾病，如脑血管病后遗症、老年性痴呆、脑动脉硬化、心血管病、高血压、癔症等。

2．脏腑失衡后引起的疾病，如血栓性耳聋、眼底出血、球后视神经炎、视神经萎缩等。

3．虽病程较短，但与脏腑的正气不足相关的疾病，如肩周炎、坐骨神经痛、关节炎、颈椎综合征、腰痛、双腿麻木、酸困等。

七、操作方法

腹壁层较厚，针刺时不仅疼痛程度较轻而且便于施术。由于腹壁的分层局部解剖结构各不相同，因此，影响的外周系统亦有明显的不同，往往同样的一组穴位可以依据进针的深浅不同而治疗不同的疾病。故腹针时将进针深度分为天、地、人三部。一般病程较短或其邪在表的病，针刺天部（即浅刺）；病程虽长，未及脏腑或其邪在腠理的病，针刺人部（即中刺）；病程较长，累及脏腑或其邪在里的病，针刺地部（即深刺）。但是，在运用时也有例外，如腰部的疼痛，虽病程短而往往采用针刺地部较易受到立竿见影的效果。因此，在临床应用时亦应灵活多变。

腹部进针时首先应避开毛孔、血管，然后施术要轻、缓。如针尖抵达预计的深度时，一般采用只捻转不提插或轻捻转慢提插的手法，使腹腔内的大网膜有足够的时间游离，避开针体，以避免刺伤内脏。施术时一般采用三部法，即候气、行气、催气手法。进针后，停留3~5分钟谓之候气，3~5分钟后再捻转使局部产生针感谓之行气，再隔5分钟行针1次加强针感使之向四周或远处扩散谓之催气；留针30分钟起针。

腹针的补泻手法依刺激的强弱而定，弱刺激为补，强刺激为泻。因腹针的适应证以慢性病为多，而慢性病又久病则虚，故腹针时补多泻少。施补法时除采用手法外，多施以灸法，灸时可由上而下地对每个针刺的穴位温灸，也可以艾条架置于神阙穴，以壮元阳、温经络，使腹针的疗效得以提高。

一般患者症状可在腹针治疗后得到明显改善，当确认其疗效与某一主穴有相关性时可在该穴施用三角针、三星法、梅花刺等不同的针刺法，以加强主穴的治疗作用。

八、注意事项

腹针的刺激部位是腹部，因此，一切原因不明的急腹症均为禁忌证，以免因针刺而引起误诊。此外，急性腹膜炎、肝脾肿大引起的脐静脉曲张，腹腔内部的肿瘤并广泛转移、妇女的大月份孕期均为禁忌证。对长期慢性病而致体质衰弱的病人，在施术时亦需谨慎处之。如肝脾肿大则需注意针刺两肋时不宜太深，以免损伤实质性脏器。肝、脾肿大，胃下垂，膀胱充盈时，应避开脏器和大血管，以免出现意外。

九、临床应用

（一）临床研究

腹针治疗颈肩综合征62例，有效率为83%；肩周炎28例，有效率为78%；腰痛65例，有效率为70%，总有效率为80%。本组病例均为急性或亚急性病例。[山元，敏胜.日本中医资料，1981（9）：15]

（二）典型病例

例1　肩周炎

板田某，男，53岁。一周前始发右肩关节痛，止肢下能上举、侧举、后伸。针刺肩穴，3分钟后痛止，随访未复发。[山元，敏胜.日本中医资料，1981（9）：15]

例2　腰痛

某，女，39岁。一月前腰痛开始，5天前因上举重物而疼痛加剧，经外科治疗未效，步行、前屈、后仰均受限。X线片未见异常，膀胱经穴位压痛，针刺腰穴，针后见轻，经四次治疗痊愈。[山元，敏胜.日本中医资料，1981（9）：15]

第三节　脐穴疗法

脐疗是用各种针灸手法作用于脐穴以起到治病作用的一种治疗方法。

一、源流发展

在我国有着悠久的历史，它是在古代药熨敷贴的基础上发展起来的，属中医外治法范畴。殷商时期即有太乙真人熏脐法和彭祖蒸脐法。1973年马王堆出土帛书《五十二病方》中即有肚脐填药和角灸脐法等。《难经》明确指出"脐下肾间动气"为"五脏六腑之本，十二经之根，呼吸之门，三焦之原"，"主通行三气，经历五脏六腑"，为脐疗理论做出重大贡献。

皇甫谧《针灸甲乙经》明确指出"脐中，禁不可刺，刺之令人恶疡溃，矢出者死不治"。但近年随着针具和针灸技术的发展和进步，针刺脐穴的报道不断增多，尚未见有发生不良反应者。古今记述之不同恐与针具的消毒处理有关，一般说来，由于脐中多有污物积存，如清洁消毒不当，还是有感染之虑的。此后历代医家又不断充实和发展了脐疗，其中值得一提者是清代吴师机的专著《理瀹骈文》，该书在脐疗理论、作用机理、药物选用、辨证施治及注意事项等方面都做了较系统的阐述，使脐疗形成了独特的理论体系。特别是在临床治疗方面记述了贴脐、填脐、纳脐、涂脐、敷脐、掺脐、蒸脐、熏脐、灸脐等多种验方，对脐疗做出了突出的贡献。近年，脐疗又形成了不断发展之势，但应用圆针，体外"治脐"的文献报道至今尚不多见。

二、理论基础

脐，俗称肚脐，名神阙穴，又名气舍、维会、命蒂、前命门等，是奇经八脉之一的"任脉"上的一个重要穴位，位于腹中线脐窝正中。同时也是结构最特殊，定位最明确的腧穴，其特殊性及对机体联系的广泛性是其他任何体穴所无法比拟的。"神阙"比喻为"元神之阙庭"。脐，又为五脏六腑之根，神元归藏之本，通五脏六腑并联系全身经络。"脐中"古丹家谓之"玄关一窍"，亦即气穴。人生后剪去脐带，则一点真元之气聚于脐下，为生命之根本。脐周分布九宫，以脐为中心的"太极图"阴阳相感，气血升降，生机周流不息。故古气功家视为重地。神阙属任脉，而任脉又为阴脉之海，督脉为阳脉之海，共司人体诸经百脉；又为"冲脉"之所过，任、督、冲为"一源三歧"，故三脉经气亦相通。由于奇经八脉贯穿于十二经脉，因此"治脐"可影响五脏六腑、四肢百骸、五官九窍、皮肉筋骨。故神阙实为一要穴。此外，从现代解剖学来看，脐是腹壁最后闭合处，表皮角质层最薄，屏障功能最弱，且脐下无脂肪组织，皮肤筋膜直接相连，故敏感度高，渗透力强，通透性快，因而其治疗功效显著。

三、脐部解剖

脐是腹壁最后闭合处，表皮角质层很薄，脐下无脂肪组织，皮肤筋膜直接相连。

四、穴位定位与主治

1. **脐中**　单独应用或配其他穴位。
2. **以痛为腧**　脐周按压或用"皮肤电阻"等法测定以确定穴位。
3. **八卦全息穴位**　以脐中为中心，以1.5寸为半径画圆。
4. **脐旁诸穴**　①以脐中为中心，以"口角寸"为准，取脐周上下左右四旁穴。②周诸体穴，如水分、阴交、气海、肓俞、天枢等。

五、配穴方法

脐针的配穴方法主要有对应取穴法、对症取穴法、藏象取穴法。

六、适应证

本法可灸治晕厥、昏迷、休克、神经性呕吐、阳痿、不孕等症。

七、操作方法

1. 脐中只可采用灸法，艾条灸或间接灸。
2. 脐周穴可以采用针刺法，取长1.5寸毫针，刺入1寸左右，留针30分钟，隔日1次，10次为一个疗程。

八、注意事项

1. 脐中不可采用刺法，以防感染。
2. 脐周穴不可针刺过深，以防伤及内脏。

九、临床应用

脐中四边穴首见于《备急千金要方》，位于腹中部，脐中上下左右各1寸处，为经外奇穴，以人体解剖部位而命名为"脐中四边穴"。朱国庄1993~1996年以脐中四边穴为主，选配一定的穴位治疗多种病症，收到较好疗效。[朱国庆．脐中四边穴临床配伍与应用．山东中医杂志，1997，16（11）：505。]

第四节　颈　针

颈针疗法，是指针刺颈部穴位达到治疗全身疾病的目的的一种方法。它是在《内经》刺法的基础上，通过临床实践发展起来的，主要用于治疗神经系统疾病。

一、源流发展

颈针又称颈丛刺，其所取治疗部位，主要为督脉、足太阳膀胱经以及足少阳胆经所行之处。颈针疗法为华延龄临床经验总结的结晶。该法在上海地区较为流行。

二、理论基础

颈部与五脏六腑、十二经脉联系密切。《灵枢·经脉》篇载："膀胱足太阳之脉……其直者，从巅入络脑，还出别下项"，又说"足阳明之别……上络头项"。《难经》云："督脉者，起于下极之俞，并于脊里，上至风府，入于脑"。督脉为诸阳之海，总督一身阳气。《灵枢·经脉》《经筋》《经别》篇分别记载：督脉之络"上项"；足太阳经别"从膂上出于项"；足少阴经别"系舌本，复出于项"；足少阳经"循颈"；手太阳之筋，其支者"循颈、出走太阳之前"；手阳明之筋，直者"从肩髃上颈"。由此不难看出，经络系统与颈项部有密切联系，针刺颈项部穴位可以调节五脏六腑和经络的功能，治疗疾病。又根据西医学理论，后项部深层为脑桥（生命中枢）、交感神经节、网状组织等重要组织，是大脑和全身器官上下联系的重要通道，是掌握整体生命功能的重要部位。故针刺该处经穴可振奋阳气，通调气血，该法通过对颈部这一特定部位的广泛刺激，能对全身疾病发挥良性的调节作用。

三、颈部解剖

颈部是头部和躯干之间相连接的部分，许多重要结构由此通过。颈部除皮肤外，各部分之分布，须于颈部之横断面上检视之，其中央部有颈椎柱，为颈之强硬的支柱，并为颈斜角肌、头长肌等所包围。颈前半部中，有咽与食管、喉与气管。颈前浅部，有颈前肌（胸锁乳头肌及舌骨肌）。其侧面，胸锁乳头肌之内侧，为颈动脉、颈静脉及迷走神经。

四、穴位定位

取项部正中3个穴位——哑门、风府、下脑户（在枕骨粗隆下方取之，约风府上1寸），并自风府旁开至完骨穴，沿颅骨下缘分6个等份，每相隔一个等份距离为1个穴位，左右两侧各取6个穴位，总共15个穴（图4-4）。

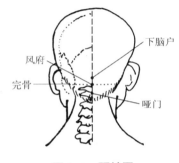

图4-4 颈针图

五、配穴方法

一般采用多针刺疗法，15个穴位全部针刺，以起到协同作用，增强治疗疾病的效果。

六、适应证

本法主要适用于脑血管意外后遗症、癫痫、震颤麻痹、脑震荡后遗症、高血压、偏头痛、过敏性哮喘、慢性鼻炎、感冒、瘫痪、失眠，神经症。

七、操作方法

选用1.5寸长，28号或30号不锈钢毫针，可用多种方法进针，针刺方向除下脑户一穴稍偏下斜刺外，其余诸穴均与皮肤垂直为度。多采用提插捻转行针手法，针深1寸左右，达到酸麻胀感应为度。留针20~30分钟。

八、注意事项

同一般针刺操作，但鉴于上述部位与延髓贴近，操作尤当谨慎，切忌深刺。

九、临床应用

典型病例

例1　脑外伤及癫痫

董某，男性，33岁，工人。18岁时头部外伤引起癫痫样发作，平均每日2~3次。某医院诊为继发性癫痫，服药未效。1975年3月起用颈针治疗。1976年6月结婚生一男孩，坚持6年针治，未曾发作，脑电图复查正常。[华延龄等．颈丛刺在临床中的应用．上海针灸杂志，1982（2）：22]

例2　失眠

某，男，28岁。失眠年余，轻则睡时醒，重则数日通宵难眠。诊断失眠。颈针治疗共3个疗程，诸症消失，体重增加5kg。[华延龄等．颈丛刺在临床中的应用．上海针灸杂志，1982（2）：22]

第五节　背俞针

针刺背俞穴以治疗全身疾病的方法，称之背俞针疗法。

一、源流发展

背俞针是针刺背俞穴以治疗全身疾病的方法。《灵枢·背腧》首载五脏背俞的名称和位置，《素问·气府论》以"六腑之俞各六"的形式提出了六腑背俞。皇甫谧在《针灸甲乙经》中补充了三焦俞。晋代王叔和《脉经》不但补入了六腑俞的名称和位置，而且对背俞穴的主治、刺灸法等作了详尽的描述。至《备急千金要方》补入厥阴俞，背俞穴体系始完备。我国的医务工作者在总结前人经验的基础上，探索出了一套运用背俞穴治疗疾病的系统方法，即背俞针疗法。

二、理论基础

孙思邈曾说："凡诸孔穴，名不徒设，皆有深义。"《内经》对背俞直接以脏腑冠名，提示了其与脏腑经脉的特殊关系。

《素问·气府论》指出："足太阳脉气所发者七十八穴……五脏之俞各五，六腑之俞各六"。说明背俞穴分布在足太阳膀胱经上。足太阳膀胱经交巅入络脑，络肾属膀胱，分布于人体的背部，在巅顶、风府等处与督脉直接交会，并与足少阴肾经互为表里。足太阳经通过它与足少阴肾经的表里联系，以及督脉与手足三阳经的交会关系，决定了它是"诸阳之属"这一特殊地位；且通过它与"内属于脏腑"的十二经脉的广泛联系，表明它关系到五脏六腑。背俞穴则因此而与脏腑密切相关。

另外，《灵枢·卫气》篇在谈到十二经脉标本与气街的经气循行时，具体阐明了脏腑经脉之气输注于背部的路径。其足阳明"标在背俞与舌下两脉"，足厥阴"标在背俞"，足太阳"标在背俞与舌本"，手少阴"标在背俞"，"气在胸者，止于膺与背俞。气在腹者，止于背俞与冲脉"。标本形象地说明了十二经脉的起止径路。正如张志聪所言："标者，犹树之梢杪，杪绝而出于络外之径路也；本者，犹如木之根干，经脉之血气从此而出也。"标在背俞，说明内属于五脏的手足少阴、足太阳、足厥阴等经气末端，是分布于背俞的。所谓气街是经络学说中用以说明十二经脉之气行止部位的另一别说，气街加强了十二经脉与奇经八脉及全身各脏腑的纵横联系。张志聪因此对气街与脏腑的关系提出了中肯论断，"凡气之行于胸者，止之于膺与背俞，气之行于腹者，止之于背俞，盖五脏六腑在于腹中，而其俞穴则在于背也。"

以上背俞与脏腑经脉内在联系的论述，说明背俞穴是脏腑经络之气输注于背部的特定穴位，是其治疗全身疾病的理论根据。

三、背部解剖

背部有斜方肌、菱形肌、背阔肌，深层为最长肌。在相应肋间有相应的胸神经后支内侧皮支，深层为相应胸神经后支外侧支。

腰部有腰背筋膜，最长肌和髂肋肌之间，并有相应的腰神经分布。

四、穴位定位与主治

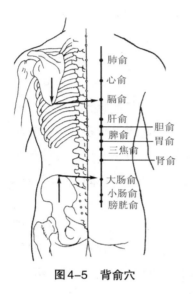

图4-5 背俞穴

背俞穴位于背腰部足太阳膀胱经的第一侧线上，大体依脏腑位置而上下排列，分别冠以脏腑之名，共12穴（图4-5）。

1. **肺俞** 第三胸椎棘突下，旁开1.5寸。主治：咳嗽、气喘、吐血、骨蒸、潮热、盗汗。

2. **厥阴俞** 第四胸椎棘突下，旁开1.5寸。主治：咳嗽、心痛、胸闷、呕吐。

3. **心俞** 第五胸椎棘突下，旁开1.5寸。主治：心痛、惊悸、健忘、心烦、咳嗽、吐血、梦遗、盗汗、癫痫。

4. **肝俞** 第九胸椎棘突下，旁开1.5寸。主治：黄疸、胁痛、吐血、鼻衄、目赤、目眩、雀目、癫狂、痫症、脊背痛。

5. **胆俞** 第十胸椎脊突下，旁开1.5寸。主治：黄疸、口苦、胸胁痛、肺痨、潮热。

6. **脾俞** 第十一胸椎棘突下，旁开1.5寸。主治：腹胀、黄疸、呕吐、泄泻、痢疾、便血、水肿、脾胃虚弱、背痛。

7. **胃俞** 第十二胸椎棘突下，旁开1.5寸。主治：胸胁痛、胃脘痛、腹胀、肠鸣、翻胃、呕吐。

8. **三焦俞** 第一腰椎棘突下，旁开1.5寸。主治：肠鸣腹胀，水谷不化、呕吐、泄泻、痢疾、水肿、腰背强痛。

9. **肾俞** 第二腰椎棘突下，旁开1.5寸。主治：遗精、阳痿、遗尿、月经不调、白带、肾虚腰痛、目眩、耳鸣、耳聋、水肿。

10. **大肠俞** 第四腰椎棘突下，旁开1.5寸。主治：胸痛、肠鸣腹胀、泄泻、便秘。

11. **小肠俞**　第一骶椎棘突下，旁开1.5寸。主治：小腹胀痛、痢疾、遗精、尿血、遗尿、白带。

12. **膀胱俞**　第二骶椎棘突下，旁开1.5寸。主治：小便不通、遗尿、泄泻、便秘、腰脊强痛。

五、配穴方法

1. **相应取穴法**　根据中医理论，每个背俞穴均有其所主部位的疾病，当某一部位出现疾患时，取其所对应背俞穴的方法，如心慌取心俞穴，咳嗽取肺俞穴。

2. **根据中医理论配穴**　根据经络学说与藏象学说进行配穴治疗的方法。如肝藏血，开窍于目，倘肝血不足，视物昏糊者，可取肝俞穴。

3. **俞募配穴法**　俞穴与募穴配合使用的方法叫俞募配穴法。俞穴是脏腑经气输注于背部的特定穴位，募穴是脏腑经气汇聚于胸腹的特定穴位，二者相配，具有很好疗效。如：肝俞配期门，主治一切肝病、肋胁痛、呕吐吞酸等；心俞配巨阙，主治心痛、怔忡、失眠、惊悸等。

4. **俞原配穴法**　俞穴与原穴配合使用的方法。如肺俞配太渊主治咳嗽气喘等；太白配脾俞主治腹痛腹泻等。

5. **表里脏腑背俞相配法**　即表里经的背俞穴相配治疗疾病的方法。如心俞配小肠俞主治心火上炎的舌肿、舌烂等。

六、适应证

本法适应证广泛，尤其对于内脏病，如心慌、气短、胃痛、阳痿、痛经、月经不调、腹痛、腹泻等疗效较好。

七、操作方法

常规消毒，用30~32号1寸毫针，轻轻进针，针刺0.5~0.8寸左右，手法以捻转为主，得气后留针20分钟。

八、注意事项

背部俞穴进针不宜深，避免伤及内脏引起不良后果。肝脾肿大，肺气肿患者更应注意。如刺背部过深，伤及肺脏可导致创伤性气胸，轻者出现胸痛、胸闷、心慌、呼吸不畅，甚至呼吸困难、唇甲发紫、出汗、血压下降、休克等，应及时采取急救措施。因此医生在进行针刺过程中精神必须高度集中，令患者选择适当体位，严格掌握进针深度、角度，以防事故的发生。

九、临床应用

（一）背俞穴诊断疾病

由于背俞穴是脏腑经气输注的部位，所以五脏六腑气血变化，亦可在背俞穴反映出来，可以作为诊断疾病的依据。

五脏六腑病变，均可通过其分属的俞穴出现特异性的现象，临床上依据背部的异常现象可测知病变部位所在。例如：胃俞感觉疼痛，可以测知胃及十二指肠病；肺俞、膏肓俞酸痛引背推测气管病、肺病；志室、肾俞酸痛（叩痛），推测肾脏、生殖和泌尿系疾病；八髎酸楚、钝痛，推测妇女生殖系统疾病。脏腑病变还可在背俞穴上摸到一些结节、条索等阳性反应物，以测知脏腑病变部位。例如：神经衰弱、遗精，在肾俞可摸到扁平结节；耳鸣可在肾俞摸到椭圆形结节；肝炎患者可在肝俞附近摸到细条索。

（二）典型病例

刘某，男，49岁，工人。耳鸣2月余，伴头晕目眩、嗜睡易卧，腰膝酸软。辨证：肾虚耳鸣，独取肾俞，共针21次，诸症消失。［苏尔亮. 俞募穴临床应用的初步体会. 中医杂志，1982，（2）：44］

第六节　脊　针

脊针疗法，是针刺夹脊穴以治疗全身疾病的一种方法。

一、源流发展

夹脊穴位置的最早记载见于《后汉书·华佗别传》:"有人病脚躄不能行。佗切脉,便使解衣,点背数十处,相去一寸或五分……言灸此各七处,灸创愈即行也。后灸愈,灸处夹脊一寸,上下行,端直均匀如引绳。"1955年承淡安著《中国针灸学》将此学位制予以确定:自第一胸椎以下至第五腰椎以下为止,每穴从脊中旁开5分,称"华佗夹脊穴"。《常用新医疗法手册》又将颈椎两旁七对穴点和骶骨两侧八髎穴也归入夹脊穴,其主治范围有所扩大。脊针疗法所用夹脊穴系指从第一颈椎下至第五腰椎下左右各旁开0.5寸的48个穴点和八髎穴在内的总共56个穴点。

二、理论基础

脊椎与经络有着密切的联系。足太阳经"挟脊";足少阴经"贯脊";足阳明之筋,"上循胁属脊";足太阴之筋"内者著于脊";足少阴之筋,"循脊内";手阳明之筋,支者"挟脊";督脉"挟脊""贯脊",诸阳经并与此交会。正由于脊椎与经络有广泛的联系,又通过经络系统和五脏六腑相关联,故针刺脊部可以调节全身气血和五脏六腑之功能,治疗全身疾病。

三、脊部解剖

脊柱两侧主要由横突间韧带和肌肉组成,从上至下涉及的肌肉不同。大致分为三层:浅层有斜方肌、背阔肌、菱形肌;中层有上、下锯肌;深层有骶棘肌和横突棘突间的短肌。每个椎骨下方都有相应的脊神经后支发出及其伴行的动静脉丛分布。

四、穴位定位与主治

脊针穴位均位于脊椎棘突下两旁,分布于颈椎、胸椎、腰椎和骶椎四段;胸椎、腰椎旁穴位即为华佗夹脊穴。

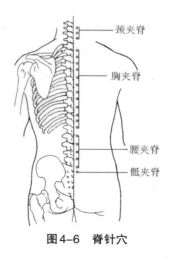

图4-6 脊针穴

（一）颈椎段

颈椎段穴位分别位于第4、5、6颈椎棘突下旁开0.5寸处，每侧3个穴位，双侧共6个穴位。

主治：颈部、上肢疾患，如颈部及肩关节扭伤性疼痛、肩关节周围炎、上臂麻痹、瘫痪、疼痛等症。

（二）胸椎段

胸椎段穴位1~12分别位于第1~12胸椎棘突下旁开0.5寸处。每侧12个穴位，双侧共24个穴位。

主治：①胸椎段脊针穴1~3，主治上肢疾患及胸部疾患，如气喘、咳嗽、胸痛等。②胸椎段脊针穴4~6，主治胸部疾患。③胸椎段脊针穴7、8，主治胸部和上腹部疾患，如胸闷、呃逆、泛酸等症。④胸椎段脊针穴9~12，主治中下腹疾患，如肝区痛、胁肋痛、胃痛、呕吐、胆绞痛、胆道蛔虫等症。

（三）腰椎段

腰椎脊针穴位位于第1~5腰椎棘突下旁开0.5寸处。每侧5个穴位，双侧共10个穴位。

主治：①腰椎脊针1穴及胸椎脊针11、12两穴，主治腹部疾患如腹痛、腹胀、肠粘连、阑尾炎、肠炎、痢疾等疾患及大腿根部痛。②腰椎段脊针2~5，主治腹部及下肢疾患，如下肢疼痛、腿软无力、麻痹、瘫痪、腰痛。

（四）骶椎段

骶椎段脊针穴位于第一骶椎棘突下旁开0.5寸，本段只有一个穴位。

主治：骶椎脊针穴主治生殖泌尿系统疾患，如阳痿、遗精、遗尿、尿闭、脱肛、子宫脱垂、痛经、经闭、月经不调、下肢麻痹、瘫痪、疼痛等症（图4-7）。

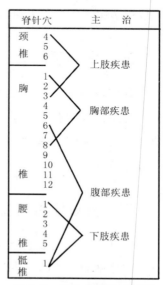

图4-7 脊针穴主治疾患图

五、配穴方法

1. **压痛点取穴法**　病人得病后，往往在脊针穴上出现压痛点，针刺这些压痛点可以治疗疾患。

检查压痛点时，主要采用推法和压法。

疾病压痛点与取穴有一定规律，现列表如下：

呼吸系统：胸椎1~5。

消化系统：胸椎5~12。

循环系统：胸椎5~8。

神经系统：颈椎4~6，胸椎6~8。

运动系统：（上肢）胸椎1~3；（下肢）腰椎1~5。

代谢系统：胸椎8、9；腰椎1~4。

内分泌系统：颈椎4~6；胸椎3~5。

产科泌乳：胸椎5~7。

五官疾患：颈椎4~6。

泌尿生殖：腰椎1~5；骶椎1。

2. **对症取穴**　根据疾病病症和穴位主治不同，不同病症选取相对应的穴位。如呼吸困难、气短、咳嗽选胸椎1~5。

六、适应证

脊针疗法治疗范围很广，对于呼吸系统、消化系统、生殖泌尿系统疾患均有较好疗效。

七、操作方法

病人俯卧位，医者持1.5寸长毫针与椎体呈75°角（针尖向着脊椎方向）刺入椎体下方，刺入1寸左右（视病人肥瘦而定），行捻转手法，使针感沿肋间或脊椎传导。如无感传，可调整针刺方向，再行手法。留针30分钟后起针。

八、注意事项

针刺胸椎穴时，为了防止刺伤内脏和引起外伤性气胸，除严格掌握稍向椎体下方斜刺外，还要控制深度，得气后即行出针。

九、临床应用

（一）临床研究

1. 电针夹脊穴治疗腰腿痛

电针夹脊穴治疗，包括腰臀部肌筋膜综合征，腰椎增生、坐骨神经痛、腰椎间盘突出症、骶椎隐裂和椎管狭窄症等300例，总有效率达90.3%。取穴：腰脊痛选夹脊腰3~5；腰椎旁疼痛选同侧夹脊腰1、2；腿痛选同侧夹脊腰2~骶2。用28号2~4寸毫针，与皮肤呈60°角捻转进针。得气后接电针治疗仪，留针30分钟左右，留针期间加强电刺激2~3次。每日或隔日一次，10次为1疗程。疗程间隔2~5天。[陈守基. 电针夹脊穴治疗腰腿痛. 江苏中医杂志，1985，（3），6]

2. 脊针应用统计

表4-7　脊针病种及针刺部位疗效表

病名	病例数	针刺压痛部位			治疗效果				
		颈椎	胸椎~骶椎		症状消失	症状基本消失	半愈	好转	未愈
阑尾炎	24		10、11、12、13		16	2	1	2	3
神经炎	5		2、3		3	1	1		
肌肉风湿	22	2、3	2、3、15、16		14	1	4	3	
足跟痛	2		21		1			1	
早泄	3		14、18		2		1		
遗尿	4		14、18		4				
急性胃炎	16		7、8、11		14	1		1	
肌肉劳损	9	1、3、	15、16		3	1	1	1	3
胸神经痛	9	4	11、12		5		1	3	

续表

| 病名 | 病例数 | 针刺压痛部位 | | 治疗效果 | | | | |
		颈 椎	胸椎 1~2 骶椎	症状消失	症状基本消失	半愈	好转	未愈
胃神经痛	4		7、8	4				
上肢麻木	2		2、3、4	1			1	
月经过多	1		15、16	1				
痛经	3		15、16	2			1	
急性腹痛	4		12、14	4				
扁桃腺炎	2			2				
慢性胃炎	9	3、6、	6、7、8	5	2		2	
感冒	1	7	2、3	1				
关节炎	25		上肢 2、3、4 下肢 15、16、21	1	5	2	14	3
扭伤腰痛	6		15、16、18	1	2	1	1	1
肠炎	2		6、7、16	2				
胆结石	1		6、7					1
高血压	2		6、7、8				2	
腮腺炎	1	2		1				
气管炎	2	6、7	2、3、4				2	
胃溃疡	2		6、7、8				2	
乳汁不足	7		6、7	5	2			
坐骨神经痛	3		18、21	1		1	1	
神经性头痛	2			1			1	
淋巴结核	1	2、4				1		
神经衰弱	3	6、7	6、7		1		2	
闭经	1	2	15、16、18	1				
牙痛				1				
痢疾	1	6、7	8、14、16				1	
消化不良	1		6、7、8	1				
膀胱炎	1		9、10		1			
附件炎	1		15、16、18				1	
总计	183			97	19	14	42	11

（北京针灸门诊部 . 脊针疗法的临床应用，北京中医，1960）

（二）典型病例

例 1 肢端感觉异常症

万某，女，37 岁，工人。主诉 4 年前感觉两手发麻胀，经治疗未效。目前麻木加重，夜甚，不能入睡。取穴：心、膈、肝、肾、脾俞，夹脊穴，针刺后麻木减轻，共针5次痊愈。[何树槐. 背俞夹脊针治疗肢端感觉异常症31例. 中国针灸，1982（1）：46]

例2　小儿麻痹

李某，女，2岁。因高热引起双下肢松弛性瘫痪，诊为小儿麻痹，针刺腰3、4、5和夹脊穴，90次而愈，发育正常。[马振文. 华佗夹脊针15、16、17的临床体会. 浙江中医杂志，1985，11（12）：1520]

例3　肩周炎

连某，女，56岁，农民。右肩不能上举，旋转半年，针颈5、夹脊穴，3次而愈。[牟敬周. 椎旁针疗法. 河南中医学院学报，1979（2）：36]

第五章　手针　足针

第一节　手　针

手针疗法是指针刺手部的特定区域以治疗疾病的一种方法。

一、源流发展

在浩瀚的古典医籍中，很早就有通过观察手的形态、色泽、纹理等变化来综合分析诊断疾病，以及针刺手部的穴位治疗全身或某一局部疾病的记载。如《黄帝内经》一书中就论述了丰富的手诊内容和分布于手部的腧穴。但手针作为一种专门疗法问世，则是在20世纪70年代，中医学者们在针刺手部经穴可以治疗身体其他部位疾病的启发下，以经络学说为基础，在手部又发现了不少新穴位，发展形成了手针疗法。之后，各地医家结合自己的临床实践，提出了许多新见解，例如朱振华以经络学说、整体观念、相对平衡学说为基础，提出手针新疗法，常用穴位159个，呈规律排列；方云鹏发现在手上存在着三个缩小的人形，分别排列和互相重叠于手的不同部位，反映穴区和针刺系统，提出手相针理论，其穴区分布主要是由手伏象、手伏脏、桡倒象、桡倒脏、尺倒象、尺倒脏六部分组成；王新明深入探讨手针分布规律以及手部经脉分布与其穴位的内在联系，绘制了手部十四经分布图——手经图等；中国台湾吴若石提出的手病理按摩法，是对手针疗法的进一步补充。韩国柳泰佑发明的高丽手指针法，也逐渐被国内医生认识并应用于临床，促进了手针疗法的发展。

二、理论基础

手是根本穴区之一，是经脉之气生发、布散之处。十二经脉的循行和衔接与手部有着直接或间接的联系。手三阴从胸走手，手三阳从手走头，这在《灵枢·经脉》篇有具体阐述，如手太阴经行于手大鱼际处，止于拇指桡侧端；手阳明受手太阴脉气之交，起于食指桡侧端，上行手背出合谷两骨之间；手厥阴经经掌侧腕后两筋间，入掌中，出中指尖端；手少阳经受手厥阴经气之交，起于无名指尺侧端，行于手背第四、五掌骨间出腕；手少阴经经掌后锐骨止于手小指桡侧端，出于尺侧交于手太阳经；手太阳经起于小指尺侧端，经掌外侧赤白肉际至腕。手三阴经、手三阳经不唯内属相应的脏腑，且通过表里经和同名经与足三阴经、足三阳经相连，通过八脉交会穴与奇经八脉相通。此外，手部的经脉又通过经别、络脉，进一步加强了表里经和表里脏腑的联系。

手与阴阳、气血也有密切的联系。《灵枢·动输》中说："夫四末阴阳之会者，此气之大络也"；《灵枢·卫气失常》又说："皮之部，输于四末"，均说明手足是阴阳经脉气血会合联络的部位，对经气的通接具有重要作用。这样手就与全身的经脉、脏腑紧密地联系起来了。因此，手能反映全身的生理、病理信息，人体的五脏六腑、四肢五骸、五官七窍都与手有全息对应关系，针刺手部的"全息穴"，通过信息传导，可以调整机体各种不正常的状况。

三、手部解剖

手部由手腕、手掌、手指三部分组成，各部以同名骨命名。手部表面，划分为四个侧面，即：掌侧面、背侧面、桡侧面、尺侧面。根据手部各部组织形态，大致分为软组织和手骨两部分。

1. 手骨　由腕骨、掌骨和指骨组成。（图5-1）

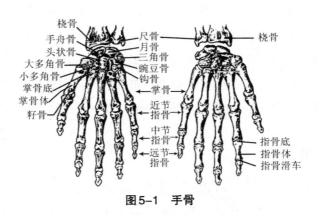

图5-1　手骨

（1）腕骨：共8块，排成近心侧，远心侧两列。近心侧列有4块，由桡侧向尺侧依次为手舟状骨、月状骨、三角骨、豆骨。远心侧列有4块，由桡侧向尺侧依次为大多角骨、小多角骨、头状骨、钩骨。

（2）掌骨：有5块。由拇指侧向小指侧依次命名为一、二、三、四、五掌骨。各掌骨近心端与腕骨相接，远心端与指骨相连，构成掌指关节。

（3）指骨：共有14块。

2. **软组织**　主要由皮肤、神经、血管、肌肉、肌腱、骨膜及其他多种形态结缔组织组成。

（1）皮肤：手部表面覆以上皮组织。在末端指骨的掌侧和手掌内的皮肤内，分布有极其众多的皮层乳头样突起。这些突起内均有丰富的神经末梢，构成感觉小体。

（2）神经：手部主要有桡神经、正中神经、尺神经分布。桡神经分布于手背桡侧两个半指及相应的手背皮肤；正中神经分布于大鱼际和手掌桡侧三个半指及相应的皮肤；尺神经分布于大部分手肌以及手掌尺侧一个半指和手背侧两个半指的皮肤。

（3）血管：桡动脉和尺动脉分别经手腕桡侧和尺侧降入手掌中，其分支形成掌深、浅动脉弓，在掌内互相吻合，分布于手掌和手指的两侧。手深静脉分别与桡静脉、尺静脉吻合上行。手背静脉网与头静脉、贵要静脉吻合。

（4）肌肉：手肌除前臂来的长肌外，还有许多短小的手肌。在掌面可分三群：大鱼际（外侧）、小鱼际（内侧）、中间肌群（掌侧）。

（5）其他：丰富的结缔组织和淋巴组织。

四、穴位定位与主治

（1）踝穴：位于拇指掌指关节桡侧赤白肉际。主治：踝关节痛。

（2）胸穴：位于拇指指间关节桡侧赤白肉际处。主治：胸痛、吐泻、癫痫。

（3）眼穴：位于拇指指间关节尺侧赤白肉际处。主治：各种眼疾如目赤、流泪、睑腺炎等。

（4）肩穴：位于拇指掌指关节桡侧赤白肉际处。主治：肩部急性扭伤、肩周炎等。

（5）前头穴（胃肠穴、阑尾炎穴）：位于食指第一指间关节桡侧赤白肉际

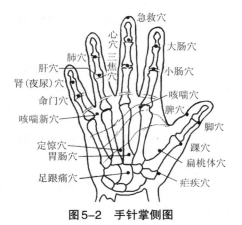

图5-2　手针掌侧图

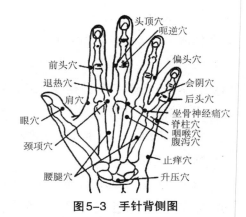

图5-3　手针背侧图

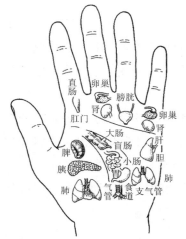

图5-4　掌心内脏分布图

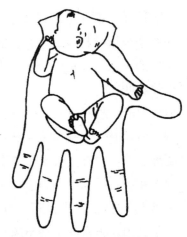

图5-5　掌心胎儿投影图（左）

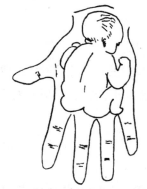

图5-6　掌心胎儿投影图（右）

处。主治：前头痛、胃肠疾患、阑尾炎等。

（6）头顶穴：位于中指第一关节桡侧赤白肉际处。主治：神经性头痛、头顶痛。

（7）偏头穴：位于无名指第一指关节尺侧赤白肉际处。主治：偏头痛、肋间神经痛。

（8）会阴穴：位于小指第一指关节桡侧赤白肉际处。主治：会阴部疼痛、痛经、白带。

（9）后头穴（扁桃腺穴）：位于小指第

一指关节尺侧赤白肉际处。主治：后头痛、扁桃腺炎。

（10）脊柱穴：位于小指掌指关节尺侧赤白肉际处。主治：急性腰扭伤、椎间盘突出、尾骨疼痛。

（11）坐骨神经痛穴：位于手背第四、五掌指关节间，靠近第四掌指关节处。主治：坐骨神经痛、髋关节及臀部疼痛。

（12）咽喉穴（牙穴）：位于手背第三、四掌指关节间，靠近第三掌指关节处。主治：急性扁桃体炎、咽喉炎、牙痛、三叉神经痛。

（13）颈项穴：位于手背第二、三掌指关节间，靠近第二掌指关节处。主治：落枕、颈项扭伤。

（14）胃肠穴：位于劳宫穴于大陵穴连线中点处。主治：慢性胃炎、溃疡病、消化不良、胆道蛔虫症。

（15）咳喘穴：位于手掌食指掌侧指关节尺侧处。主治：支气管炎、哮喘、神经性头痛。

（16）夜尿穴：位于掌面小指第二指关节横纹中点处。主治：夜尿、尿频。

（17）足跟痛穴：位于胃肠穴与大陵穴连线中点处。主治：足跟痛。

（18）升压穴：位于手背腕横纹中点，主治：各种原因引起的血压下降。

（19）呃逆穴：位于手背中指第二指关节横纹中点。主治：呃逆。

（20）退热穴：位于手背中指桡侧指蹼处。主治：发热、腹泻。

（21）腹泻穴：位于手背第三、四掌指关节间，上1寸。主治：腹泻。

（22）疟疾穴：位于第一掌骨与腕关节结合处，大鱼际桡侧缘。主治：疟疾发热。

（23）扁桃体穴（鱼际穴）：位于掌面第一掌骨尺侧中点。主治：扁桃体炎、喉炎。

（24）急救穴：位于中指尖距指甲缘2分许。主治：昏迷、中暑。

（25）定惊穴：位于手掌大、小鱼际交接处。主治：高热惊厥。

（26）脾穴：位于掌面拇指指关节横纹中点。主治：脾胃不和、腹泻、腹痛。

（27）小肠穴：位于掌面，食指第一、二节指关节横纹中点。主治：腹泻、便秘。

（28）大肠穴：位于掌面，食指第二、三节指骨间横纹中点。主治：腹泻、便秘。

（29）三焦穴：位于掌面，中指第一、二节指骨间横纹中点。主治：胸腹、盆腔疾患。

（30）心穴：位于掌面，中指第二、三节指骨间横纹中点。主治：心悸、心痛。

（31）肝穴：位于掌面，无名指第一、二节指骨间横纹中点。主治：胁肋疼痛、胃脘胀满。

（32）肺穴：位于掌面，无名指第二、三指骨间横纹中点。主治：咳嗽、气喘、胸闷。

（33）命门穴：位于掌面，小指第一、二指骨间横纹中点。主治：腰痛、遗精、阳痿。

（34）肾穴：同夜尿穴。

（35）哮喘新穴：位于掌面，第四、五掌指关节间。主治：哮喘。

（36）止痒穴：位于腕横纹尺侧缘前1寸，赤白肉际处。主治：皮肤痒痛。

五、配穴方法

1. 按疾病的相应部位取穴　肺病取肺穴，肾病取肾穴，脾病取脾穴，胃痛取胃穴，眼病取眼穴，肩痛取肩穴，踝关节痛取踝穴等。

2. 按中医理论选穴　如目疾选肝穴，因"肝开窍于目"；失眠选心穴，因"心主神志"，失眠多与心神不宁有关；遗精选肾穴，因肾藏精，主封藏；皮肤病选肺穴，因"肺主皮毛"等。

3. 对症选穴　针对某些症状选取有效穴位，如哮喘选哮喘穴，呃逆选呃逆穴，惊厥选定惊穴，瘙痒取止痒穴等。

以上三种取穴方法可单独应用，也可配合应用，临床上以配合应用者较多，如腰痛，可按部位取脊柱穴，按症状取腰穴，按中医理论取肾穴等。临床选穴一般以选用2~3穴为宜。左侧有病，取右侧穴位，右侧有病，取左侧穴位，两侧病或内脏病取双侧穴位。

六、适应证

1. 凡针灸疗法能治疗的病症均可采用手针治疗。如咳嗽、气喘、腹痛、腹泻、心悸、头昏、眼花、失眠、多梦等。

2. 手针对多种疾病所致的疼痛，具有较好的镇痛效果，如急性扭伤性疼痛、头痛、胃痛、痛经等。

3. 手针对下乳、眼肌痉挛有较好疗效。

七、操作方法

手取自然弯曲位，用28~30号五分长的毫针，紧靠骨膜外面垂直于掌面直刺入穴位（除腰痛穴外），以不刺入骨膜为准，深度3~5分。一般用捻转、提插的强刺激手法。留针3~5分钟。针刺肢体疼痛性疾患时，嘱咐病人尽量活动或做局部按摩。

针刺腰腿点时，针身与皮肤表面呈15°~30°，针尖向掌面侧，从伸指肌腱与掌骨之间刺入，深度5~8分。针刺疼痛性疾病时，痛止后，还必须继续行针1~3分钟，必要时，可以适当延长留针时间，或采用皮下埋针法，也可以加用电针治疗。

八、注意事项

1. 手针疗法针感比一般体针要强，因此治疗前应该向患者充分说明，以防止患者不适应和发生晕针。

2. 手针一般针刺时，易刺伤骨膜。特别是沿骨膜斜刺时，更应注意不要损伤骨膜。

3. 手针应注意严格消毒，防止发生感染。

九、临床应用

（一）临床研究

1. 针哮喘穴治疗哮喘

手针针刺新哮喘穴，近期疗效较好。共治疗148例哮喘，结果：优75例，占50.68%；良47例，占31.76%；有效17例，占6.08%；无效9例，占

11.48%。[天津红桥区第二防治医院. 手针停喘穴治疗的发现和应用. 辽宁医药，1971，（1）]

2. 张氏用手针治疗扭伤

针刺手针扭伤Ⅰ号（食指和中指缝的终点）、扭伤Ⅱ号（中指和无名指指缝的终点）。治疗腕关节扭伤38例，治愈29例，有效8例，无效1例。29例治愈者中，1次治愈者15例，2次治愈者8例，3次治愈者6例。[张锐金. 手针治疗腕关节扭伤38例. 新中医，1979，（4）：39]

（二）典型病例

例1 哮喘

梁某，女，39岁，工人。患哮喘10年，每次秋冬季节加重，每次发作3~5天，需静脉滴注氨茶碱方能缓解。来诊前一天突然发作，服药未效。查体：喘息性呼吸困难，端坐位，大汗淋漓，颈静脉怒张，两肺叩诊清音，听诊满布哮鸣音，心音有力，律齐。诊断：支气管哮喘。取手针右侧新哮喘穴，进针后约1分钟，喘息好转，5分钟后，听诊哮鸣音消失。经随访一个多月未复发。[天津红桥区第二防治医院. 手针停喘穴治疗的发现和应用. 辽宁医药，1971，（1）]

例2 腕关节扭伤

焦某，男，28岁。练双杠时左腕关节扭伤，局部剧痛，腕关节背侧中部明显压痛，不能作支撑动作。针刺扭伤Ⅰ号，行针时活动腕关节，15分钟后，疼痛消失。半月后随访未复发。[张锐金. 手针治疗腕关节扭伤38例. 新中医，1979，（4）：39]

例3 带状疱疹

张某，男，21岁，工人。近日来，背部有成簇状疱疹，痛甚。查体：右背上部有约如成人手掌大红斑丘疱疹，腋下一片约如铜钱大，触痛明显，同侧腋下淋巴结稍大且又压痛。诊断：带状疱疹。针刺手针胸痛点及后头点，针后触痛立即消失。针2次后，疹色消退，疼痛减轻，4次后，皮损消退，疼痛消失，腋下淋巴结无压痛。[张寿平. 手针治疗皮肤病的疗效观察. 皮肤病防治通讯，1978]

例4 呃逆

甘某，男，32岁。因患十二指肠溃疡在硬膜外麻醉下行胃大部切除、胃空肠吻合术。6天后发生呃逆，连声不断，创口疼痛加剧。针刺内关、足三里穴无效，针左侧呃逆穴，呃逆停止。[李延冠. 手针治疗腹部外科手术后呃逆. 广西中医药，1981，（2）：29]

第二节 足 针

足针是用针刺或按摩、温灸、敷药等方法刺激足部的特定区域以治疗疾病的一种方法。

一、源流发展

足针疗法是中医学的宝贵遗产。从我国古代医籍记载可知，《内经》中详细介绍了经络和腧穴，其中包括许多足部的穴位。如肝经的大敦、行间、太冲、中封；脾经的隐白、大都、太白、商丘等，说明我们的祖先早已认识到足部的许多敏感反应点与人体内脏器官的关系，刺激这些反应点可起治病作用，为足针的发展奠定了理论基础。据《史记》所述，上古时代，有位高明的医生叫俞跗，"治病不以汤液醴酒，镵石跷引，案杌毒熨，一拨见病之应"，俞与"愈"通，跗指足背，意为摸足治病的医生，实为足部按摩的先祖了。东汉名医华佗很重视足部导引术，认为"五禽戏"的主要功效在于"除疾兼利蹄足"，"逐客邪于关节"。据考证，汉唐时代的《华佗秘籍》中有"足心道"的记载，传说的古代"观趾法"，因文献流失，有待查寻。唐代医著《备急千金要方》中载有用捣蒜敷足心治疗小儿冷痢方法，后世发展用于治疗各科疾病。但是，由于封建习俗的影响，常人的足趾藏而不露，特别是妇女的脚更是摸不得，医生也以依足治病为不雅观，大大限制了足针的发展，致使其被排斥于正统医学之外。直至20世纪70年代，国内一些医务人员挖掘整理古人经验，经过反复研究和实践，在足部发现了许多新的治疗点、敏感点，归纳总结形成了"足针疗法"。

有资料证实，公元前2500年，古埃及就运用按摩手部、足部的方法来治病。这种按摩方法，从埃及传到希腊和阿拉伯国家，又经罗马帝国传入欧洲。

另有资料指出，印度和美洲的印加文明，也有采用按摩足部治病的记载。20世纪初，美籍医师Dr. Willian Fitzgerald研究整理反射疗法的成果，于1917年发表了《区域疗法》（ZONE THERAPY）一书，引起西方医学界重视。瑞士护士Heids Masafret，据说曾在中国教区工作，回国后写了一本有关足部反射区疗法的著作，书名为《未来的健康》（Gesund in die Zukunft）。在中国台湾传教的瑞士神父吴若石由于膝关节患风湿病多年，多方治疗无效，于是尝试了《未来的健康》一书中所介绍的足部反射区疗法，效果良好。这促使他对足部反射区疗法进行了认真研究并大力推广，与同道一起成立了"国际若石健康研究会"。其分会及会员遍及世界数十个国家和地区，并以各种渠道传回中国，促进了国内足针事业的发展，启发医师共同研究、运用及推广足针防治疾病。

二、理论基础

人之有脚，犹树之有根，"树枯根先竭，人老脚先衰"，脚是精气之根，人体脏腑器官都通过经络与足联系起来。足是四肢根本穴区之一，足三阴经起于足，足三阳经止于足。其中，足阳明经脉止于足次趾的外侧端，其支脉进入足大趾和足三趾；足太阳经脉经足外侧赤白肉际，止于足小趾外侧趾甲角旁；足少阳经脉行于足背外侧，止于足四趾外侧端，其支脉斜入足大趾。足三阴经脉分别起于足趾的内侧、外侧和足底部，上行于足内侧赤白肉际、足背和足底等部位，手三阴经、三阳经通过表里经及同名经与足相连。奇经八脉中，阳维脉，阴、阳跷脉起于足部，冲、任、督、带也与其息息相关。通过长期观察实践，人们发现足部是全息现象完美的体现，人体各部的脏腑、组织、器官都能在足底找到相应的区域，犹如一个平仰的缩小人形，头部位于足跟，臀部朝着足趾，五脏六腑分布在跖面的中部。根据这一规律，研究者们在经络、经穴理论基础上于足部确立了一些新的穴位，通过刺激这些穴位，可激发人体的经气，以调整脏腑和各组织器官的功能，达到调和阴阳、扶正祛邪的目的（图5-7）。

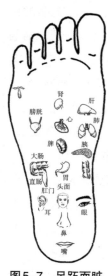

图5-7　足跖面脏腑器官投影

西医学证实，人体足部有丰富的血管和神经，分布有许多由神经末梢构成的触觉感受器、压觉感受器、痛觉感受器，还有毛细血管和毛细淋巴管。刺激足部，各种传入冲动在中枢汇集，构成一种很强烈的冲动，通过传出神经将冲动传至效应器（相应脏腑器官）使之做出相应的反应。还可促进脚部的血液循环进而改善全身的血液循环，促进全身生理功能的恢复。国外脚部按摩研究者发现，脚部按摩除与气功、针灸、按摩等作用类似，可产生许多"内源性药物因子"外，尤其能使人体尿酸结晶等有害物质从小便排泄，促进体液循环和机体代谢。随着科学研究的不断深化，足针的作用机制将获得越来越圆满的阐发。

三、足部解剖

足部是由足部软组织和足骨两大部分组成。足部软组织主要由皮肤、神经、血管、肌肉、肌腱、骨膜及其他多种形态结缔组织组成。①足部表面覆以上皮组织，其神经支配主要来自胫神经和腓总神经。胫神经从内踝后方进入足底后分两终支，足底外侧神经和足底内侧神经；腓总神经分为分布于足背皮肤的腓浅神经和分布于足底肌肉和皮肤的腓深神经。②足部血管主要是足背动脉、足底内侧动脉和足底外侧动脉。足背动脉行至第一、二跖骨之间，发出一足底深支，此支穿至足底与足底外侧动脉吻合成足底动脉弓。③足肌分为足背肌、足底肌内侧群、足底肌外侧群和足底肌中间群。足背肌包括趾短伸肌、拇短伸肌；足底肌内侧群包括跨展肌，跨短屈肌、跨收肌；足底肌外侧群包括小趾展肌、小趾短屈肌；足底肌中间群有骨间跖侧肌、骨间背侧肌、蚓状肌、趾短屈肌、跖方肌。此外，足部还有丰富的结缔组织和淋巴组织。

足骨共有26块，分为跗骨、跖骨和趾骨。①跗骨位于足后半部，共有7块，即跟骨、距骨、内侧楔骨（第一楔骨）、中间楔骨（第二楔骨）、外侧楔骨（第三楔骨）、骰骨和足舟骨。②跖骨在足的中部，共5块，自内向外依次为第一跖骨、第二跖骨、第三跖骨、第四跖骨、第五跖骨。每块跖骨又分为底、体及头三部分。③趾骨位于足的前部，共有14块，即跨指二节，第二趾至第五趾各三节，每块趾骨又分为底、体及滑车三部分。趾骨、跖骨、跗骨之间形成许多关节，如趾间关节、跖趾关节、跗跖关节、跟骰关节、距跟舟关节、距跟关节、距骨与胫骨下关节面和内外踝关节面形成踝关节。

四、穴位定位与主治

为了取穴方便，规定以下几点取穴方法（图5-8、9）：

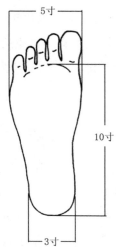

图5-8　足底部骨度分寸折量图1

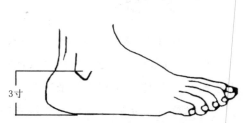

图5-9　足底部骨度分寸折量图2

1. 足跟后缘中点与二、三趾间连线折为10寸，此线定为正中线。

2. 足底各趾间与足跟后缘连线平行于正中线，其间隔各为1寸。

3. 足背以表面解剖定位取穴。

4. 内外踝顶点与足底内外缘垂直线各折为3寸。

（一）足部基础穴位

1. 足底部

（1）头

位置：在足跟下赤白肉际中点处前1寸。

作用：镇痛。

主治：头痛、牙痛。

（2）鼻

位置：在头区前1寸，与足跟与头区对直。

作用：消炎。

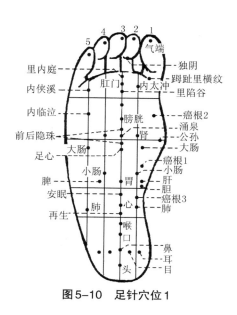

图5-10 足针穴位1

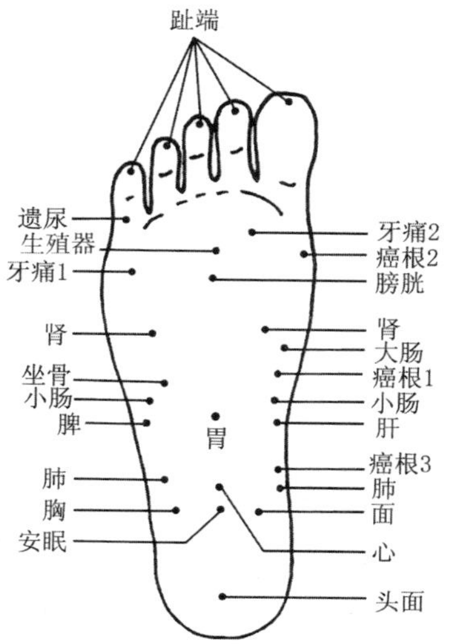

图5-11 足针穴位2

主治：急慢性鼻炎。

（3）目

位置：在鼻穴外0.6寸处。

作用：消炎、止痛。

主治：急、慢性眼科疾症。

（4）耳

位置：在鼻穴外1.2寸处。

作用：镇痛、消炎。

主治：耳鸣、耳聋。

（5）口

位置：鼻穴前1寸、与鼻穴对直。

作用：消炎、镇痛。

主治：牙痛、咽炎、扁桃体炎。

（6）喉

位置：口穴前0.6寸，与口穴对直。

作用：退热、镇痛、消炎。

主治：发热、咽痛、扁桃体炎、上感。

（7）再生

位置：喉穴前0.6寸，与喉穴对直。

作用：镇静、镇痛。

主治：适用于颅内、脊髓肿瘤，有镇痛和改善症状的效果。刺激时透向跟腱两侧。

（8）心

位置：在再生穴前0.5寸，与再生穴对直。

作用：降压、强心、安神。

主治：高血压、心力衰竭、喉炎、舌炎和失眠多梦。

（9）肺

位置：在心穴旁开1寸，稍后0.1寸。

作用：止咳、定喘、镇痛。

主治：咳嗽、气喘、胸痛。

（10）安眠

位置：在心穴前0.6寸，与心穴对直。

作用：镇静、镇痛。

主治：神经衰弱、精神分裂症、癔症。

（11）胃

位置：安眠穴前0.8寸，与安眠穴对直。

作用：降逆止呕、理气止痛。

主治：胃痛、呕吐、消化不良。

（12）肝

位置：胃穴内侧1.2寸。

作用：清热、镇痛、消炎。

主治：慢性肝炎、胆囊炎，目疾、肋间神经痛。

（13）脾

位置：在胃穴外侧1.2寸。

作用：健脾、促进消化和利尿。

主治：消化不良、尿闭、血液病。

（14）胆

位置：在肝穴后0.3寸，与肝穴对直。

作用：镇痛、消炎。

主治：胆囊炎、胁肋痛。

（15）小肠

位置：在胃穴外1寸前0.3寸，与肺穴对直。

作用：镇痛、理气。

主治：肠鸣、腹痛。

（16）前后隐珠

位置：前隐珠在涌泉穴前0.4寸，后隐珠在涌泉穴后0.6寸，与涌泉穴对直。

作用：镇静、镇痛、退热。

主治：高血压、精神分裂症、癫痫、高热昏迷。

（17）涌泉

位置：足底中，足趾跖屈时呈凹陷中。

作用：镇痛、镇惊、降压。

主治：高血压、头顶痛、小儿抽搐、休克、癫痫。

（18）肾

位置：涌泉穴旁开1寸，与小肠穴对直。

作用：降压、镇痛、止痛、利尿。

主治：高血压、精神分裂症、急性腰痛、尿潴留。

（19）癌根1

位置：肝穴前1寸，与肝穴对直。

作用：镇痛、镇静、解痉。

主治：对胃、贲门、食管下段肿瘤，有镇痛和改善症状的效果。按摩刺激时，宜透向涌泉、然谷、公孙、安眠。

（20）大肠

位置：后隐珠穴向内侧1.2寸后0.2寸为左大肠穴，后隐珠穴外侧2寸后0.2寸为右大肠穴。

作用：清热止泻、镇痛。

主治：腹痛、腹泻、肠功能紊乱等症。

（21）公孙

位置：第一跖骨小头前缘、赤白肉际处。

作用：镇痛、止呕。

主治：胃痛、呕吐、腹胀、消化不良。

（22）膀胱

位置：涌泉穴前1寸。

作用：疏通水液代谢。

主治：尿潴留、遗尿、尿失禁。

（23）生殖器穴

位置：膀胱穴前0.3寸。

作用：调经、消炎、利尿。

主治：月经不调、白带、睾丸炎、尿潴留。

（24）癌根2

位置：膀胱穴内侧2寸前0.1寸。

作用：镇痛、镇静、解痉。

主治：对脐部以下的内脏肿瘤及淋巴转移癌，有镇痛和改善症状的效果。刺激时透向公孙、涌泉、癌根1。

（25）内临泣

位置：临泣穴掌侧面对应点。

作用：镇惊、消炎。

主治：偏头痛、胁肋痛、目疾、耳鸣、耳聋、发热等症。

（26）内侠溪

位置：侠溪穴掌侧面对应点。

作用：镇痛、退热。

主治：偏头痛、胁肋痛、目疾、耳鸣、耳聋、发热。

（27）里陷谷

位置：陷谷穴掌侧面对应点。

作用：镇静、镇痛、止呕。

主治：急性胃痛、消化不良、精神分裂症。

（28）肛门

位置：里陷谷穴前0.6寸。

作用：理气清热通便。

主治：腹泻、便秘。

（29）内太冲

位置：太冲穴掌侧面对应点。

作用：消炎、止痛、镇静、调经。

主治：睾丸炎、疝痛、功能性子宫出血、月经不调、白带、痛经、胁肋痛、精神分裂症、肝炎、高血压、目疾。

（30）里内庭

位置：内庭穴掌侧面对应点。

作用：清热镇静。

主治：小儿抽搐。

（31）独阴

位置：在足第二趾下横纹中点处取穴。

作用：理气调经、镇痛止痒。

主治：疝气、月经不调、胎盘滞留。

（32）蹞趾里横纹

位置：在大蹞趾下横纹中点处取穴。

作用：清热镇痛。

主治：睾丸炎、疝痛。

（33）癌根3

位置：里侧肺穴前0.6寸。

作用：镇痛、镇痉。

主治：对食管上、中段与肺、颈、鼻、咽部等处肿瘤，有镇痛、解痉和改善症状的效果。

（34）气端

位置：在足趾尖端。

作用：活血、散瘀、祛风、利湿。

主治：脚气、足趾麻木、闭塞性脉管炎。

（35）足心

位置：足心。

作用：镇静、安神、降压。

主治：神经衰弱、精神分裂症、高血压。

2. 足背部

（1）头痛点

位置：位于足背第二、三、四趾关节内侧赤白肉际处。

作用：镇痛。

主治：头痛。

（2）扁桃1

位置：位于足大趾上，伸趾长肌腱内侧、跖趾关节处。

作用：消炎、镇痛。

主治：扁桃体炎、流行性腮腺炎、湿疹、荨麻疹。

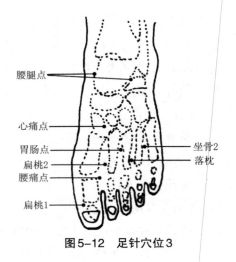

图5-12　足针穴位3

（3）扁桃2

位置：太冲穴与行间穴连线的中点。

作用：消炎、镇痛。

主治：急性扁桃体炎、流行性腮腺炎。

（4）腰痛点

位置：第一跖骨小头外侧前方凹陷中。

作用：镇痛、解痉。

主治：急性腰扭伤、腰痛。

（5）坐骨

位置：位于足背，足临泣与地五会连线的中点。

作用：镇痛。

主治：坐骨神经痛。

（6）落枕

位置：位于足背第三、四趾缝端后2寸处。

作用：镇痛，解痉。

主治：落枕。

（7）胃肠点

位置：位于足背第二、三趾缝端后3寸处。

作用：消炎止痛。

主治：主急慢性胃肠炎、胃及十二指肠溃疡。

（8）心痛点

位置：位于解溪穴下2.5寸。

作用：镇痛，强心。平喘。

主治：心痛、心悸、哮喘、感冒。

（9）腰腿点

位置：解溪穴下0.5寸，两旁凹陷中，左右共两点。

作用：解痉，镇痛。

主治：腰腿痛及下肢拘挛疼痛。

3. 足侧部

（1）眩晕点

位置：足内侧舟骨突起上方凹陷中。

作用：降压，消炎，镇痛。

主治：眩晕、头痛、高血压、腮腺炎、急性扁桃体炎。

（2）痛经1

位置：位于内踝高点直下2寸。

作用：调经止痛。

主治：功能性子宫出血、月经不调、痛经。

（3）痛经2

位置：位于足内侧舟骨粗隆下方凹陷中。

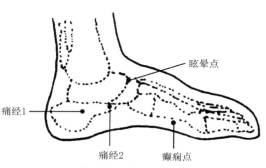

图5-13　足针穴位4

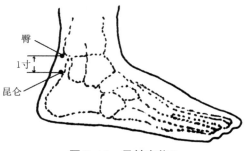

图5-14　足针穴位5

作用：调经止痛，止血。

主治：痛经、功能性子宫出血、子宫附件炎。

（4）癫痫点

位置：太白穴与公孙穴连线的中点。

作用：疏肝祛风，止痫，安神。

主治：癫痫、瘙痒、神经衰弱等。

（5）臀

位置：昆仑穴直上1寸处。

作用：镇痛。

主治：坐骨神经痛、头痛、腹痛。

（二）足部新穴组

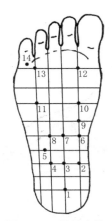

图5-15　足针穴位6

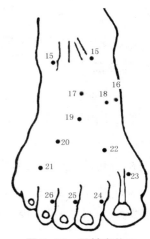

图5-16　足针穴位7

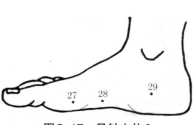

图5-17　足针穴位8

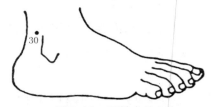

图5-18　足针穴位9

1号穴

位置：足底后缘中点直上1寸。

主治：感冒、头痛、上颌窦炎、鼻炎。

2号穴

位置：足底后缘中点直上3寸，内旁1寸。

主治：三叉神经痛。

3号穴

位置：足底后缘中点直上3寸（外踝与内踝连线足底之中点）。

主治：神经衰弱、癔症、失眠、低血压、昏迷。

4号穴

位置：足底后缘的中点直上3寸，外旁1寸。

主治：肋间神经痛、胸闷、胸痛。

5号穴

位置：足底后缘的中点直上4寸，外旁开1.5寸。

主治：坐骨神经痛、阑尾炎、胸痛。

6号穴

位置：足底后缘的中点，直上5寸，内旁开1寸。

主治：痢疾、腹泻、十二指肠溃疡。

7号穴

位置：足底后缘的中点直上5寸。

主治：哮喘、大脑发育不全。

8号穴

位置：7号穴外旁开1寸。

主治：神经衰弱、癫痫、神经症。

9号穴

位置：姆趾与第二趾间后4寸。

主治：痢疾、腹泻、子宫炎。

10号穴

位置：涌泉穴内旁开1寸。

主治：慢性胃肠炎、胃痉挛。

11号穴

位置：涌泉穴外旁开2寸。

主治：肩痛、荨麻疹。

12号穴

位置：足底蹀趾与第二趾间后1寸。

主治：牙痛。

13号穴

位置：足底第四、五趾间后1寸。

主治：牙痛。

14号穴

位置：小趾横纹中点。

主治：遗尿、尿频。

15号穴

位置：踝关节横纹中点下0.5寸两旁的凹陷中。

主治：腰腿痛、腓肠肌痉挛。

16号穴

位置：足内侧舟骨突起上凹陷中。

主治：高血压、腮腺炎、急性扁桃腺炎。

17号穴

位置：踝关节横纹中点下2.5寸。

主治：心绞痛、哮喘、感冒。

18号穴

位置：足背第一跖骨头内前凹陷中。

主治：胸痛、胸闷、急性腰扭伤。

19号穴

位置：足背二、三趾间后3寸。

主治：头痛、中耳炎、急慢性胃肠炎、胃及十二指肠溃疡。

20号穴

位置：足背三、四趾间后2寸。

主治：落枕。

21号穴

位置：足背四、五趾间后0.5寸。

主治：坐骨神经痛、腮腺炎、扁桃腺炎。

22号穴

位置：足背一、二趾间后1寸。

主治：头痛。

主治：急性扁桃腺炎、流行性腮腺炎、高血压。

23号穴

位置：拇长伸肌腱内侧跖趾关节处。

主治：急性扁桃腺炎、流行性腮腺炎、高血压、湿疹、荨麻疹。

24号穴

位置：第二趾的第二关节内侧赤白肉际处。

主治：头痛。

25号穴

位置：第三趾有第二关节内侧赤白肉际处。

主治：头痛。

26号穴

位置：第四趾的第二关节内侧赤白肉际处。

主治：头痛、低血压。

27号穴

位置：太白穴与公孙穴连线的中点。

主治：癫痫、癔症、腹痛。

28号穴

位置：足内侧舟状骨突起下后陷中。

主治：痛经、子宫功能性出血、附件炎。

29号穴

位置：内踝正中直下2寸处。

主治：子宫功能性出血、气管炎、哮喘。

30号穴

位置：足外踝后上方1.5寸。

主治：坐骨神经痛、腰痛、头痛。

五、配穴方法

1. 依据疾病的相应部位取穴　如肺病取肺穴，腹泻取大肠穴，头痛取头穴，眼疾取眼穴。

2. 依据中医理论选穴　根据中医脏腑经络理论辨证取穴，治疗局部和全身病症。如目疾除选目穴外，还须选肝穴，因"肝开窍于目"；腰痛选腰穴外，还配合肾穴治疗，"腰为肾之府"。

3. 依据经验配穴

（1）头痛：头穴。

（2）偏头痛：内临泣、内侠溪。

（3）头顶痛：内太冲、涌泉。

（4）目赤肿痛：眼、肝、肾、内太冲、内临泣。

（5）鼻疾（急慢性鼻炎）：鼻、肺。

（6）牙痛：口、里内庭。

（7）咽痛（慢性咽炎，喉炎、扁桃体炎）：咽、口、里内庭。

（8）耳鸣、耳聋：耳、内侠溪、内临泣、肾。

（9）梅核气：咽、内太冲，里内庭。

（10）咳喘：肺、脾、肾。

（11）胸痛、胸闷：肺、心。

（12）胃痛、呕吐：胃、里内庭、里陷谷、公孙。

（13）腹痛、泄泻：大肠、小肠、里陷谷。

（14）月经不调：内太冲、生殖器、独阴。

（15）痛经：内太冲、独阴。

（16）白带：生殖器、内太冲、内临泣。

（17）乳腺炎：内临泣、胃、内太冲。

（18）疝气（包括睾丸炎）：生殖器、内太冲、蹞趾里横纹。

（19）高血压：足心、涌泉、心、肾。

（20）尿潴留：生殖器、膀胱、肾。

（21）胁痛：肝、胆、内太冲、内侠溪。

（22）肝胆疾患（包括肝炎、胆囊炎）：肝、胆、内临泣、内太冲。

（23）癫痫：前后隐珠、涌泉、心穴。

（24）神经衰弱（包括失眠、梦多）：足心、安眠、心、肾。

（25）小儿惊风：涌泉、内太冲、心。

（26）癫狂（精神分裂症）：足心、涌泉、心肝、内太冲、前后隐珠。

（27）遗尿：膀胱、生殖器、心、肾。

（28）高热昏迷：前后隐珠、涌泉、内太冲。

（29）胎盘滞留：独阴针。

（30）脚气、足趾麻木：气端。

（31）闭塞性脉管炎：气端、八风。

六、适应证

本法适应证广泛，可以用于多种疾病的治疗，对于鼻塞、鼻衄、目赤肿痛、风火牙痛、咳嗽气喘、耳鸣、胃痛呕吐、尿闭、遗精、中风不语、高热昏迷、疝痛有较好的疗效。

七、操作方法

1. **体位** 一般患者采用平卧位，两足伸趾针刺。如行灸法时，可采用伏卧位，将足举起放平施灸。

2. **进针方向及角度** 一般采用直刺法，需要透穴时，采用斜刺和平刺法。

3. **针刺手法及深浅** 一般用长 1 寸 28 或 30 号毫针进行针刺，透针时可用 2~3 寸长的毫针。强刺激手法（泻法）将针刺入 0.5~1 寸左右时，进行捻转提插，得气后留针 20 分钟，每隔 5~10 分钟捻针 1 次。弱刺激手法（补法）将针刺入 2~5 分深，轻捻转数下出针，或留针 15 分钟。

4. **疗程** 10 次为 1 疗程，疗程间休息 3~5 天。

八、注意事项

1. 注意辨证施治，实证宜泻，虚证宜补。

2. 足针刺激较强，在针刺前应向患者说明，以防晕针。

3. 久病体虚或形体消瘦者，大汗、出血、孕妇、月经期、贫血、低血压患者，须慎用或不用。

4. 消毒必须严格干净，防止发生感染。

九、临床应用

（一）临床研究

1. 足针治疗三叉神经痛

其中男性49例，女性41例。病程短者7天，长者30年。取穴：心、肾、肝穴。行捻转补泻手法。结果近期治愈率为53.3%，总有效率为85.6%。治愈48例中，随访30例，7例复发，其中2例仍用足针而愈。［石家庄东方红人民医院. 脚针治疗三叉神经痛90例疗效观察. 新医学，1975（4）：201］

2. 足针治疗夜尿症

其中，男性8例，女性4例；成人3例，儿童9例。取14号穴，五次治疗后全部治愈。（刘继民. 脚针治疗遗尿症. 新中医，1974，6）

3. 足针治疗25种疾病疗效分析

表5-1 足针疗效分析表

病名	总例数	显效例数	有效例数	无效例数	病名	总例数	显效例数	有效例数	无效例数
胃痛	21	16	5		肋胁痛	6	4	2	
腹痛	11	9	2		癫狂症	3	1	2	
呕吐	6	4	2		脑卒中	1	1		
泄泻	13	9	3	1	便秘	2	2		
急性阑尾炎	2	2			目赤肿痛	4	3	1	
小儿惊风	1	1			疟疾	6	4	2	

续表

病名	总例数	显效例数	有效例数	无效例数	病名	总例数	显效例数	有效例数	无效例数
睾丸炎	7	5	2		失眠多梦	8	6	2	
疝痛	5	4	1		牙痛	9	7	1	1
尿闭	1	1			耳鸣	2	1	1	
腰胯痛	14	10	3	1	下肢麻痹	3	3		
遗尿	12	7	3	2	脚肿痛	4	3	1	
感冒	5	4	1		腿膝痛	3	2	1	
头痛	5	4	1		合计(%)	100	73.4	23.4	3.2

[肖少卿. 足针治疗 25 种疾病的经验介绍. 上海中医药杂志, 1962, （7）: 25]

（二）典型病例

例1 夜尿症

关某, 男性, 14 岁, 学生, 1972 年 7 月 13 日来诊。从小尿床, 发育营养较差, 身体消瘦, 平时下腹发凉, 其他无异常。针刺 14 号穴, 1 次痊愈。（刘继民. 脚针治疗遗尿症. 新中医, 1974, 6）

例2 昏厥

余某, 女, 27 岁, 1960 年 10 月 20 日就诊。10 日来哭笑无常, 今日忽然昏倒。针刺人中、神门、内关无效, 取足底心区针之, 足缩啼哭而醒。[肖少卿. 足针治疗 25 种疾病的经验介绍. 上海中医药杂志, 1962（7）: 25]

第六章　腕踝针　尺肤针法　第二掌骨侧针法及全息律针法

第一节　腕踝针

腕踝针是一种新的针刺疗法，是在人体的腕部或踝部的相应点用毫针进行皮下浅刺，用来治疗全身各部位的一些常见病症的一种简易方法。根据病变表现的部位不同，将其分别归纳在身体两侧的6个纵区内，在两侧的手腕部和足踝部各定6个刺激点（进针点）。以人体的横膈为界，按区选点，用毫针沿皮下平刺，以不产生酸、麻、胀、重、痛等感觉而能达到治病目的一种针刺疗法。

一、源流发展

腕踝针疗法是20世纪60年代由中国人民解放军第二军医大学第一附属医院精神神经科在应用电刺激疗法治疗疾病的基础上，受耳针疗法和体针疗法的启发，与中医传统的针刺疗法经验相结合，经过反复实践、认识，逐步摸索规律而创立发展起来的。研究者们在进行电刺激疗法时，根据经络学说的理论，将刺激电极分别放在经过腕、踝部的手、足三阴经和三阳经的某些经穴上（如内关、外关、三阴交、悬钟等），用以治疗功能性麻木、肢体瘫痪、腰腿疼痛及神经症等病症，均取得较满意的疗效。在治疗过程中发现，当移动电极时，腕踝部的某些部位同身体一定的部位是有联系的。如将二个电极分别放在合谷、内关或外关，发现电极放在合谷和内关时，能作用于身体腹面的一些病症；当放在合谷和外关时，能作用于身体背面的一些病症。故将合谷作为放置固定电极的位置，内关或外关作为放置移动电极的位置。并根据经络学说在腕部有三条阴经和阳经的基础，结合四肢和躯干的阴阳面关系进行探索，进一步发现一定的刺激点作用于身体一定部位的关系，如当电极放在腕部内面小指侧的手少阴心经位上时，能对身体前中线附近的一些病症起作用；当放在桡骨缘的手阳明大肠经位上时，能对身体阴阳面交界的一些病症起作用；当放在腕背的小指侧手太阳小肠经位上时，能对身体后中线附近的病症起作用。从腕部类推到踝部的6条经上，也有同样的作用。通过不断探索，结合四肢和躯干的阴阳面关系，在腕部和踝部各定了6个刺激点，并将身体两侧由前向后大致划分6个纵区，与6个纵区具有对应关系的6个点，以此作为治疗的基础。同时，发现一侧腕踝部上的刺激点主要作用于同侧的身体，而身体的上下关系又可大致以横膈为界，所以可以认为身体6个纵区分别投影于同侧腕踝部相应的位置上。通过临床应用检验，扩大了治病的范围。1975年定名为腕踝针疗法，由张心曙撰写了《腕踝针》一书。

由于针刺面积及强度较电刺激小得多，操作简便，能缩短病人的候诊时间，故于20世纪70年代初将电刺激改为毫针针刺。开始时仿体针采用垂直刺，但发现直刺容易产生如下弊病：针刺深度不易掌握，常易出现滞针，接近骨面的部位难以刺入，故改用了斜刺。斜刺虽然可避免上述情况发生，但病人常有针下酸、胀、重等现象，这些现象的产生显然是与深部组织受刺激有关，为了减轻病人的痛苦，又改为沿皮下平刺。将针平刺入皮下，病人不仅没有不适感，疗效也同样满意，与直刺、斜刺方法相比，无明显差异。以后进一步发现针刺入皮下有关部位越表浅，症状改善也越明显。在临床实践过程中，学者们又体会到当针尖朝上刺时，针刺平面以上感觉恢复较好，而针刺平面以下皮肤感觉如旧；再用一针朝向病端刺时，感觉才恢复。由此提示针刺方向和症状所在部位有关，因此提出了针尖朝向病端的原则。

二、理论基础

腕踝针疗法的机制与中医学理论相一致。十二经脉内属于脏腑，外络于肢节，深行于体内。经脉的分支——络脉则别出于体表、在浅表部位沟通各组表里经脉加强十二经的循环。其中浮络、孙络皆遍布全身皮肤之浅表部位，输布气血于周身组织，供营养及功能活动。十二皮部是十二经脉功能活动反应于体表的部位，也是络脉之气散布之所在，《素问·皮部论》云："凡十二经络脉者，皮之部也"。十二皮部的分布区域，是以十二经脉体表的分布范围为依据。腕踝针疗法把人体的腹侧和背侧分为阴阳两个面，其中1、2、3区在阴面，4、

5、6区在阳面。并以横膈为界把人体分为上、下两部分，上部的6个区和腕部6个刺激点相应，下部的6个区和踝部的6个刺激点相应。这同经络学说中十二经脉的分布大体一致。

三、腕、踝部解剖

1. 腕部 腕部实指前臂近腕部，实为前臂下端，分为前区和后区。前区有掌长肌、桡侧腕屈肌、指浅屈肌、肱桡肌、旋前圆肌、尺侧腕屈肌、拇长屈肌、指深屈肌、旋前方肌。后区有桡侧腕长伸肌、桡侧腕短伸肌、指伸肌、小指伸肌、尺侧腕伸肌、旋后肌、拇长展肌、拇短伸肌、示指伸肌。神经为正中神经、尺神经、桡神经等。血管为桡动脉、尺动脉等。

2. 踝部 踝部，实为小腿下部，分为小腿前区和小腿后区。小腿前区肌肉主要有胫骨前肌、趾长伸肌、踇长伸肌、腓骨长肌、腓骨短肌；血管有胫前动脉、腓动脉穿支；神经主要是腓浅神经、腓深神经。小腿后区主要是小腿三头肌、跖肌、腘肌、趾长屈肌、胫骨后肌、踇长屈肌；血管为胫后动脉，大、小隐静脉；神经主要是胫神经、腓肠内侧皮神经、腓肠外侧皮神经、股后皮神经等。

四、穴位定位与主治

（一）分区及主治

腕踝针疗法将人体分为6个区，绝大多数病症能够确切表现为一定部位病变，这些病症都可以归纳在身体两侧6个纵区范围内。

区域是沿人体纵轴排列的，以前、后正中线为界，将人体两侧由前向后分为6个纵区，各区位置及归属病症如下：

1区 前正中线两侧的区域，包括额部、眼、鼻、舌、气管、口唇、前牙、咽喉、食管、心脏、心腹部、脐部、下腹部和会阴部。

归属病症：前额部头痛、眼疾、鼻塞、流口水、前牙痛、咽喉痛、气管炎、胃痛、心悸、胆小、遗尿、痛经、白带多等。

2区 身体前面的两旁。包括颞部、颊部、后牙、颌下部、甲状腺、锁骨上窝、乳部、肺、肝、胆（右）和侧腹部。

归属病症：颞前头痛、后牙痛、乳房胀痛、胸痛、哮喘、肝区痛、胁肋胀痛等。

3区 身体前面的外缘，范围狭窄。头面部、沿耳郭前缘的垂直线；胸腹部、沿腋窝前缘向下的垂直线。

归属病症：出现在3区的症状较少，颞浅动脉病、沿腋前缘的胸痛或腹痛等。

4区 身体前后面交界处。包括头顶至耳垂直下的区域，斜方肌缘，胸腹部的腋窝顶至髂前上棘间的垂直区域。

归属病症：头顶痛、耳鸣、耳聋、下颌关节紊乱症、腋窝以下的胸腹痛等。

5区 身体后面两旁，与前面的2区相对。包括颞后部、颈的后外侧部、自肩胛区向下的区域。

归属病症：颞后部头部、落枕、肩胛部痛、腰椎横突综合征。

6区 后正中线两侧的区域，与前面的1区相对。包括后头部、枕项部、脊柱棘突与椎旁、骶尾部、肛门等。

归属病症：后头痛、项强痛、急性腰扭伤，腰肌劳损等（图6-1、2、3）。

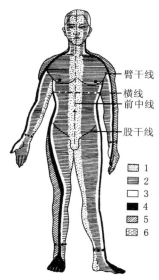

图6-1 腕踝针分区图（正面）

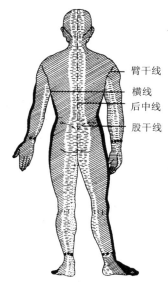

图6-2 腕踝针分区图（背面）

这6个区，可以记作：沿中线两侧，前面1区、后面6区；两旁的，前面2区，后面5区；前后面交界处为4区，前面的外缘为3区。

以胸骨末端和两侧肋弓的交界处为中心，划一条环绕身体的水平线为横线，代表横膈。横线将身体两侧的6个区分成上下两半。横线以上的各半区分别叫作：上1区、上2区、上3区、上4区、上5区、上6区；横线以下的各区叫下1区、下2区、下3区、下4区、下5区、下6区。为标明症状在左侧或右侧，又可记作右上1区或左下6区等。

四肢方面，当两上肢和两下肢处于内侧面向前，两侧互相靠拢的位置时，四肢的内侧面就相

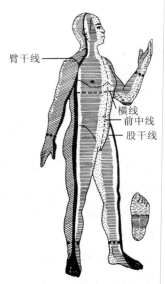

图6-3　腕踝针分区图（侧面）

当于躯干的前面；外侧面就相当于躯干的后面；四肢前面的中线相当于前中线；四肢后面的中线相当于后中线，这样，四肢的划分就与躯干相仿。

（二）穴位定位与主治

腕踝针穴位又称进针点。查明病症所在的身体区域，即在腕部、踝部选取同一区的进针点。腕部和踝部各有6个进针点，每一进针点与身体上、下6个分区相一致，所以每一进针点可治疗与其相一致的身体区域内病症。

1. 腕部进针点　腕部进针点共6个，约在腕横纹上二横指环绕腕部的一圈处。从掌面尺侧起至桡侧，再从背面桡侧至尺侧，依次顺序为上1、上2、上3、上4、上5、上6。（图6-4）

上1

部位：在小指侧的尺骨缘与尺侧腕屈肌肌腱之间。

取法：术者用一手的拇指摸到小指侧尺骨缘后，向前轻推，点的位置在靠肌腱内侧的凹陷处。上1系较常用的进针点。

主治：前额部头痛、眼疾、鼻病、三叉神经痛、面肿、前牙肿痛、眩晕、口咽痛、气管炎、胃痛、心脏病、高血压、盗汗、寒战、失眠、癔症等。

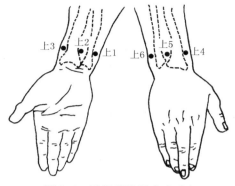

图6-4 腕踝针进针点（腕）

上2

部位：在腕掌侧面的中央，掌长肌腱与桡侧屈腕肌腱之间，即心包经之内关穴。

主治：前颞部头痛、后牙肿痛、颌下肿痛、胸闷、胸痛、回乳、哮喘、手掌心痛（针尖向上刺），指端麻木（针尖向下刺）。

上3

部位：靠桡动脉外侧。

取法：腕横纹上两寸，桡骨边缘处。

主治：高血压、胸痛。

上4

部位：手掌向内，在拇指的桡骨缘上。

主治：头顶痛、耳病、下颌关节功能紊乱、肩关节周围炎（肩关节前部痛）、胸痛（腋中线部）等。

上5

部位：腕背面的中央，即三焦经之外关穴。

主治：后颞部头痛、上肢感觉障碍（麻木、过敏）、上肢运动障碍（瘫痪、指颤、肢颤、舞蹈症）、肘关节痛、腕和指关节痛（针尖朝下刺）等。

上6

部位：小指侧尺骨缘背。

主治：后头部痛、枕项痛、颈胸部脊柱及椎旁痛等。

2. **踝部进针点** 踝部进针点，共6点，约在内外踝最高点上三横指（相当于悬钟、三阴交穴下端）一圈处，从跟腱内侧起向前转到外侧跟腱，依次为下1、下2、下3、下4、下5、下6。（图6-5）

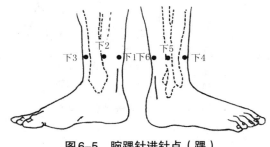

图6-5 腕踝针进针点（踝）

下1

部位：靠跟腱内缘。

主治：上腹部胀痛，脐周围痛，痛经、白带、遗尿、阴部瘙痒痛、足跟痛（针尖向下刺）等。

下2

部位：在内侧面中央、靠胫骨后缘。

主治：肝区痛、侧腹部痛、过敏性肠炎等。

下3

部位：胫骨前缘向内1cm处。

主治：膝关节（内缘）痛等。

下4

部位：胫骨前缘与腓骨前缘的中点。

主治：股四头肌酸痛，膝关节痛，下肢感觉障碍（麻木、过敏）、下肢运动障碍（瘫痪、肢颤、舞蹈病）、趾关节痛（针尖朝下刺）等。

下5

部位：在外侧面中央，靠腓骨后缘。

主治：髋关节痛，踝关节扭伤（针尖朝下刺）等。

下6

部位：靠跟腱外缘。

主治：治疗下6区病症。如急性腰扭伤、腰肌劳损、骶髂关节痛、坐骨神经痛、腓肠肌痛、脚前掌痛（针尖朝下刺）等。

这样，腕踝部6个进针点排列的位置和身体6个区相同，即1和6相对，2和5相对，4在内外侧面的交界，3在内侧面的外方较少用，所以常用的进针点腕踝部各5个。

五、配穴方法

进针点的编号和身体各区的编号是一致的，对能确定部位的病症，进针点选病症所在的区域同侧。

以人体横膈膜水平位置为界线（画一横线）横线以上病症选腕部进针点，横线以下病症选踝部进针点。前正中线上的病症，选两侧上1或下1；后正中线的病症，选两侧上6或下6。几种症状同时存在时，要分析症状的主次，其中若有痛症，应先根据疼痛所在的区域选针点。对运动方面的病症，如瘫痪、震颤、舞蹈症等，上肢可针上5，下肢可针下5。若病症部位不能确定，例如头昏、失眠、盗汗、全身瘙痒等，可选两侧上1进针。

六、适应证

本法对以痛症为主的一些病症，如血管性头痛、牙痛、关节痛、痛经、外科手术后伤口痛等，疗效比较显著，见效也迅速；对鼻塞、流涎、哮喘、皮肤瘙痒症、冻疮、白带多、癔症等效也比较好；对高血压、中风偏瘫、遗尿、失眠等也有一定效果。

七、操作方法

通常采用30号1.5寸长毫针。病人体位不限，针踝部进针点时，最好取卧位，针刺部位肌肉尽量放松。

1. **进针**　首先选进针点，一般根据病症所在区域选取进针点。常规消毒皮肤，右手拇指在下，食指、中指在上夹持针柄，无名指、小指在中指下夹持针柄，用另一手拇指拉紧皮肤，针体与皮肤呈30°角，用拇指轻旋针柄，快速进针，针进入皮肤后，针体贴进皮肤表面。针体一定在皮肤浅表层，针下有松软感较好。若病人有酸、麻、胀、痛、沉等感觉，说明针体深入筋膜下层，进针过深，宜将针退至皮下浅表层。进针部位开始稍有疼痛，待针刺入后即应消失。为了保证针在皮下，当针尖已刺入皮肤后，即可放开持针的手指，要求针自然垂倒并贴近皮肤表面。进针时，针刺方向以针尖朝病端为原则，一般朝头端，若症状在手部、脚部针尖朝指端。针深1.4寸，进针后将针循纵线沿皮下平刺插入，但针1或6时，须针体与腕部或踝部的边缘平行。进针要快，而推针要慢，不必捻转，注意要表浅、要松，不引起感觉，当有阻力或胀、痛感觉时都表示针刺入较深，可退针至表浅部进针。

2. **调针** 一般有三种调法。

（1）针刺入过深，局部出现胀、痛感觉，将针退出，使针尖到皮下，重新插入更表浅部位。

（2）针刺方向不正，将针提至皮下，重新推针。

（3）针刺长度不够，将针全部刺入，以增加疗效。若过长，将针稍退出。

3. **留针** 一般留针30分钟，慢性病可适当延长。

4. **出针** 用消毒棉球压住针孔后迅速拔针，防止皮下出血。

5. **疗程** 隔日一次，10次为1疗程。

八、注意事项

1. 如遇到以下三种情况，进针点需适当移位。①针刺皮下有较粗的血管；②针刺入皮肤后有显著疼痛；③针朝指端等情况，进针点就要沿纵线方向适当移位，但勿向旁移位（离点不离线），在这种情况下点的位置虽移动，取点的方法仍然不变。

2. 针刺不能过深，以免引起痛点。

九、临床应用

（一）临床研究

1. 腕踝针治疗痛经

观察42例痛经，针后疼痛立即消失或减轻者36例，其中消失24例，减轻

12例，有效率85.71%。绝大部分在进针后30分钟内见效，其中7例曾服用过多次止痛药无效，针刺后立即止痛。疗效以年轻、未婚者为高，年龄较大、已婚者较低，与引起痛经的原因有关。未婚者、子宫发育不良、子宫后倾及正常子宫发生痛经多为子宫痉挛性收缩，针刺使痉挛解除，故能止痛，疗效显著；而对子宫肌瘤、盆腔炎、绝育术后粘连引起的痛经，疗效较差。（张心曙. 腕踝针. 上海：上海科学技术出版社，1978）

2. 腕踝针治疗精神神经科病症

323例，男152例，女71例，年龄最小者2岁，最大者70岁；治疗病症32种；病程长短不一，最短为急性发病仅数小时，最长达20年以上。治疗次数因病情而定，少的1次，最多达3例疗程。治疗效果：痊愈及基本痊愈（Ⅰ）38例；显效（Ⅱ）100例；好转（Ⅲ）120例；无效或即时有效（Ⅳ）65例（表6-1）。（张心曙. 腕踝针. 上海：上海科学技术出版社，1978）

表6-1　精神神经科病症疗效分析表

病症	例数	疗效			
		Ⅰ	Ⅱ	Ⅲ	Ⅳ
1. 癔症（精神症状为主）	30	10	15	2	3
2. 神经官能症	21	4	5	5	7
3. 头痛	27	1	12	13	1
4. 神经衰弱（失眠为主）	25	1	9	13	2
5. 脑震荡后遗症	10	1	–	8	1
6. 肢端麻木	9	3	5	–	1
7. 遗尿	12	3	3	3	3
8. 坐骨神经痛	82	4	27	40	11
9. 脑血栓性偏瘫	11	2	4	4	1
10. 眩晕	11	4	2	3	2
11. 癫痫	10	–	2	4	4
12. 震颤麻痹	8	–	–	4	4
13. 舞蹈症	5	1	2	1	1
14. 视力障碍	7	3	4	–	–
15. 埃迪瞳孔	4	–	–	–	4
16. 嗅觉丧失	4	–	–	2	2
17. 神经性耳聋	8	–	–	2	6
18. 三叉神经痛	7	–	1	3	3

病症	例数	疗效			
		I	II	III	IV
19. 股外侧皮神经炎	6	–	4	2	–
20. 面肌痉挛	4	–	–	2	2
21. 其他	22	1	5	9	7
总计	323	38	100	120	65
百分率	100%	11.45	30.96	37.15	20.44

（二）典型病例

例1 高血压

郑某，男，55岁。发现患高血压已半年。检查：血压180/100mmHg，心电图正常，眼底动脉无硬化现象，尿常规（–）。针两上1，3次后血压降至130/92 mmHg，第4次血压为150/108 mmHg，5次后血压稳定于120~130/80~88 mmHg。（张心曙. 腕踝针. 上海：上海科学技术出版社，1978）

例2 荨麻疹

楼某，女，19岁。以往每年发作2~4次荨麻疹已4年。每次发作时，先在腰部和腹部出现散在小丘疹样风团，奇痒，以后风团增大并波及全身。此次在初出现小丘疹时针上1，痒立即停止，留针后小丘疹逐渐消退，未复发。（张心曙. 腕踝针. 上海：上海科学技术出版社，1978）

第二节　尺肤针法

尺肤针法是通过针刺尺肤部位的微经络的穴位，以扶正祛邪治愈疾病的一种疗法。

一、源流发展

人体前臂腕关节至肘关节段，内有尺、桡骨，外表肌肤古医家称之"尺肤"，在其上特定位点取穴治疗全身对应部位组织、器官疾病的方法，称之为"尺肤针疗法"，简称"尺肤针"。该疗法1995年为南京铁道医学院附属医院针灸科方宗畴首先报道。其在运用单穴及单穴叠加的随诊病例信息反馈中，逐步观察到上肢前臂肌表对于全身各部，包括内脏器官的病理生理变化具有对应性反应，并发现了许多经穴外的位点，对于调节人体各部功能均有较好的作用。在对上肢前臂肌肤上划区、线，定位取穴并运用针、艾、罐、膏贴及拿、按、刮、擦、气功、电、磁、声、光等手段，防治全身疾病的系统治疗方法，定名为"尺肤针疗法"。

二、理论基础

尺肤部位是手太阴肺经所循行之处，手太阴肺经起于中焦，通过同名经关系与足太阴脾经相关联。脾胃为后天之本，肺经寸口脉可以诊察全身五脏六腑的气血变化，故尺肤部位与全身脏腑组织器官密切联系，针刺之，可以治疗全身多种疾病。

三、尺肤部位解剖

尺肤部位由浅入深的解剖层次为皮肤→浅筋膜→前臂筋膜→前臂前肌群。皮肤由前臂外侧皮神经支配。浅筋膜内除上述皮神经外，还有头静脉和前臂外侧皮神经经过。前臂前肌群由浅入深分为4层：第一层肱桡肌、旋前圆肌、桡侧腕屈肌、掌长肌、尺侧腕屈肌；第二层指浅屈肌；第三层拇长屈肌、指深屈肌；第四层旋前方肌。

四、穴位定位

《素问·脉要精微论》指出："尺内两傍，则季胁也。尺外以候肾，尺里以候腹。中附上，左外以候肝，内以候膈；右外以候胃，内以候脾。上附上，右外以候肺，内以候胸中；左外以候心，内以候膻中。前以候前，后以候后。上竟上者，胸喉中事也。下竟下者，少腹腰股膝胫足中事也。"从上可以看出《脉要精微论》将人体从头至足按比例缩小，依次排列在前臂掌侧从腕横纹至肘横纹的尺肤之上。

《灵枢·骨度》篇载："人长七尺五寸者……发以下至颐长一尺"这与现代

解剖学的知识是一致的。即人体身高约为头长的七倍至七倍半，这样，"上竟上"就对应于头与颈，约为一段长，称为头段。以下各段按其代表的人体中部的长，正好约各为一段："上附上"为胸段，约当锁骨上窝至剑突；"中附上"为胁段，约当剑突至脐；"尺内"为腹段，约当脐至耻骨联合下方；而"下竟下"则为下肢段，按比例应为头段的三倍半长。这样就形成了一张尺肤图（图6-6）。此图以右手为例，左手与右手对称。

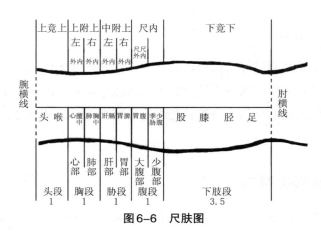

图6-6　尺肤图

尺肤穴定位以人体正立，拇指向前作为定标方向。则腕至肘段肢体，分为4个面：①"内侧面"——手掌面，拇长展肌肌腱与尺侧腕屈肌肌腱之间，向肘部顺延至自然面；②"外侧面"——手背面，拇短伸肌肌腱与小指伸肌肌腱之间，向肘部顺延至自然面；③内、外侧面之间，前面为"桡面"，拇长伸肌肌腱内缘，约当桡骨小头尖顶部，至拇短伸肌肌腱桡侧缘之间，向肘部顺延至自然面；④后面为"尺面"，以尺侧腕屈肌肌腱尺侧缘至尺骨小头尖顶部尺侧缘之间，向肘部顺延至自然面。

内、外侧面较宽，分别再划分3条纵向区线，拟名"近桡侧行""中行""近尺侧行"。横向区、线段，自腕至肘，分为4部13线。4部为腕部、臂上部、臂下部（上肢垂直上举，臂中近腕段称为臂上部，臂中近肘段称为臂下部）、肘部；13线分别为前臂12骨度寸的每寸处所引横线，加上0（腕关节）线，共为13条横行线段。治疗头颈部及头面五官的穴点，主要分布于腕部，亦即是说，腕部相当于人体头颈部。顺次，臂上部近似于人体胸背部，臂下部近似于人体腰腹部，肘部则相当于人体骶盆部。同时，桡、内侧面相当于胸腹；尺、外侧面相当于背脊。对整个穴点拟定标位后发现：尺肤穴、区的对应性分布，若以虚线模拟人体各部、内脏器官，恰好近似于一格个倒置的人体模型图。

五、穴位诊察法

尺肤针法诊察的具体方法：首先以食指尖按在尺肤中央处，则食指一侧至腕横纹的长度（以患者食指为准）就候上半身。这样，我们就能很方便地以食指尖的宽度为准，从腕横纹开始，以两食指尖的宽度候头颈，依次各以一食指尖宽度候心、肺、肝、胃、大腹各部；而尺肤中央处之一食指尖宽，则候少腹部（少腹部位于人体上下径之中央处）。依上述次序诊察对应的部位或脏腑。

用上述方法对31例病人进行诊查的结果表明，发现凡是尺肤上出现压痛的，其相应部位或脏腑均有病变，反之则无实质性病变（表6-2）。"压痛位置"指压痛点距腕横纹的长度。诊察中还发现，压痛点在双手是对称出现的，而痛点较明显的，同侧之病情亦较重。

另外，诊察中还发现，编号1、13、15的3名患者，都是肺脏有病，而压痛点却位于尺肤胸段的心部位置；而编号19、20、22、+5，其压痛位置则位于心肺两部，因而只能用处于胸段来表示；又有编号6、8两例是心脏有病，而压痛点却落在肺部位置。这些都提示我们：尺肤的胸段不可分为心中与肺部，因为心肺二脏的水平位置相当而且互相紧邻，所以反映在尺肤部位上也无法截然分开，必须结合四诊合参。

表6-2 尺肤压痛位置与疾病的对应关系表

编 号	压痛位置(cm)	尺肤相应部位	尺肤长（cm）	疾 病
2	3~4	头段	25	咽痛（慢性咽炎）
21	2~3	头段	22	慢性头痛
	9~10	大腹部		漏症（子宫内膜炎）
	11~12	大腹部		慢性阑尾炎
25	0~1	头段	22	右耳聋左耳鸣
29	2~3	头段	21	眩晕

编 号	压痛位置(cm)	尺肤相应部位	尺肤长(cm)	疾 病
28	0~1	头段	22	血管神经性头痛
	7~8	胃部		胃炎
+2	0.5~2	头段	22	眩晕（梅尼埃病）
1	4~5	心部	24	咳血（支扩）
3	3.5~4.5	心部	26	心悸（冠心病）
4	5~6	肺部	24	哮喘（肺心病）
6	5~6	肺部	25	心悸（冠心病）
	8~9	胃部		胃痛（十二指肠憩室）
8	4.5~5.5	肺部	23	风心病
9	3~4	心部	23	喘证（肺气肿）
	10~11	大腹部		腰痛（腰肌劳损）
10	（－）		24	心悸
12	5~6	肺部	25	胁痛
	8.5~9.5	胃部		胃痛
13	4.5~5.5	心部	27	胸痛（右下肺炎）
15	3~4	心部	21	哮喘（肺气肿）
18	4~5	肺部	24	咳嗽（肺气肿）
19	4.5~5.5	胸段	26	咳嗽（慢支）
20	4~5	胸段	24	右胸痛（右肺炎症）
22	4~5	胸段	23	心悸（心动过缓）
+5	4~5	胸段	23	咳嗽（右下肺炎）
7	（－）		24	咳嗽（支气管炎）
16	5.5~6.5	肝部	22	右胁痛
14	9~10	胃部	25	胁痛（胆囊炎）
11	9~10	胃部	25	胃脘痛（胃下垂）
17	11~12	少腹部	21	少腹痛（盆腔炎）
26	11~12	少腹部	22	带症
27	10~11	少腹部	20	腰骶痛、带症
5	（－）		25	脓疱疮
24	（－）		23	湿疹
30	（－）		22	贫血

六、配穴方法

1. **对症取穴法**　咳嗽取肺穴，胃痛取胃穴，头痛取头穴。

2. **藏象学说取穴法**　如目疾取肝穴，因"肝开窍于目"；失眠选心穴，因

"心主神志"，失眠多与心神不宁有关。

七、适应证

1. 本法适应于各种痛症，如头痛，急性腰扭伤，胃痛，痛经等。
2. 神志病如失眠、多梦、胃神经症等。

八、操作方法

多采用30号1.5寸长毫针针刺，留针30分钟左右，慢性病可多留针。隔日1次，10次为1个疗程。

九、注意事项

1. 注意体位，多手心朝上平放于桌或床上，以防针体扭曲，引起疼痛。
2. 针刺深度，应根据针刺部位而定。

十、临床应用

临床研究

尺肤针治疗足痛

一般资料：本组男17例，女33例。年龄20岁以下3例，21~30岁5例，31~40岁6例，41~50岁10例，51~60岁17例，61岁以上9例。本组50例均表现为足踝关节以下部位（含踝关节）疼痛，尤以足跟部疼痛为主，其中扭挫伤及其后遗疼痛者5例，风湿性关节炎7例，足跟部软组织劳损（含神经性疼痛）30例，跟骨"骨刺"及老年骨关节病变8例。1周内发病5人，1周以上至1月内12人，2~6个月24人，7~12个月6人，1年以上3人。

治疗方法：毫针刺尺肤足跟穴。两足疼痛取双穴，单足疼痛取对侧穴。尺肤足跟穴在肘部背侧面中行，当尺骨鹰嘴突外侧缘前下方凹陷中定取。以28号1.5寸长毫针，刺入足跟穴，斜向下方推进，深度为0.7~1.0寸。得气表现为酸胀感，且以胀感为主。得气后停针，令病人正坐，后背靠实座椅，之后行针催气，手法以捻转为主，勿令过于酸胀。如有晕针者，按一般针刺意外情况处理。少数针感不明显者，只要医生持针之手下沉滞涩紧，均会产生疗效。行气后留针15~20分钟，行针1~2次。结果分析：疼痛完全缓解，行步不受限，近期疗效巩固，为临床痊愈计26例占52%；疼痛显著缓解，行步正常，患足着力踩地时尚有轻微疼痛为显效，计13例占26%；疼痛明显减轻，行步基本正常，但走路仍痛为好转，计9例占18%；针治后疼痛未有减轻，或虽有减轻但不明显，行步疼痛如初为无效，计2例占4%。总有较率96%，显愈率为78%。

本疗法治足痛，多数病例一次即可见效，一般针2~3次，少数4~5次。[方宗畴．尺肤"足跟穴"针治足痛50例．针灸临床杂志，1997，13（2）：15]

第三节 第二掌骨侧针法及全息律针法

第二掌骨侧针法，是在第二掌骨侧穴位上针刺以治疗全身疾病的一种方法。

一、源流发展

1980年山东大学生物学教授张颖清首先提出了我国针灸穴位全息的科学依据——"穴位全息律""生物全息律"。这个新的学说是在植物学家、动物学家、医学家所公认的"泛胚论"基础上发展起来的。研究认为，生物体（包括人）的每一个组成部分，甚至小到细胞、分子，亦隐藏着整个生命最初形态的基本结构特征。也就是说，生物体的每一个局部都像是真体的缩影，它包含着全身各个部位的病理、生理信息，能真实地反映出整体的全部特征。因此，每一个局部，实际是一个缩小的整体，是"全息胚"，它是人体相对独立的部分，在结构、功能上都有相对的完整性，与周围部分有明显的界线，所以医学家可以通过某个局部来观察、诊断和治疗全身疾患。张教授还认为：既然人体符合生物全息律，那么人体的每一个相对独立的部位都可以代表人的整体。根据针灸穴位分布规律，可以把人体划分为若干个小人形，这些小人形称为全息穴位系统。第二掌骨侧针法就是体现张氏"穴位全息律"的一种微针疗法，是生物全息律在第二掌骨侧的具体运用。

二、理论基础

第二掌骨侧为手阳明经所过之处，通过同名经关系与足阳明胃经相关联，以及与相表里的手太阴肺经相联系。胃为五脏六腑之海，水谷之海，为后天之本，肺经寸口脉可以诊全身五脏六腑的气血变化，故第二掌骨侧与全身脏腑组织器官密切联系，针刺之，可以治疗全身多种疾病。

三、第二掌骨侧部解剖

第二掌骨侧外为包含大量神经末梢的皮肤，内为食指固有伸肌、桡神经、血管掌浅弓等。

四、穴位定位与主治

（一）第二掌骨侧全息穴位群

1973年张颖清教授发现，在第二掌骨侧存在着一个新的有序穴位群。如果整体上的一个部位或器官有病，在某一穴位对应的就有明显的压痛反应或其他异常病理生理反应；或者，在有压痛反应或其他异常病理生理反应的此穴针刺或按摩，就可以对应地治疗这一部位器官的疾病。第二掌骨侧上的穴位如果以其对应的部位或器官的名称来命名，则这些穴位在第二掌骨侧的分布形式与人体形态相同。第二掌骨侧穴位群可分头、肺、肝、胃、腰、足6个典型穴位（图6-8）。头穴，手握空拳，掌心横纹尽端与第二掌骨侧的交点即是。

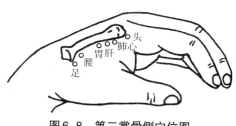

图6-8　第二掌骨侧穴位图

足穴，即第一、二掌骨侧近拇指侧交点。头穴与足穴连线的中点为胃穴。胃穴与头穴连线的中点为肺心穴。胃穴与肺心穴连线的中点为肝穴。胃穴与足穴的连线分为三等份，从胃穴开始的中间两个分点依次为脐周穴和腰穴。

在此基础上可进一步细分，肺心穴与头穴连线分为3等份，从头穴端算起的中间2个分点依次是颈穴和上肢穴。胃穴与足穴一连线分为6等份，从胃穴端算起的5个分点依次是十二指肠穴、肾穴、腰穴、下腹穴、腿穴（图6-9、10）。

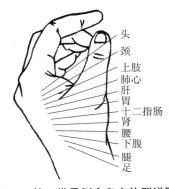

图6-9　第二掌骨侧全息穴位群详图

（穴位图）

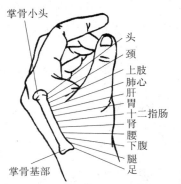

图6-10　第二掌骨侧全息穴位群详图

（穴位位置解剖参考图）

全身整体上的部位可以更详细地划分，并且在严格的意义上说，整体可以划分无数的部位，从而在第二掌骨侧对应的穴位也是无数的。如整体的肺还可以分为上、中、下，从而对应地在第二掌骨侧肺心穴附近又可以有上肺穴、下肺穴，这样就可以认为以肺心穴为中心存在着一个小的区域，可称为肺心区。其他穴位如头、肝、胃、腰等也是如此。因此，每个穴位实际上代表着以此穴为中心的小区域。这样的小区域可以称之为穴区。位于第二掌骨侧的穴位群就可以简化为穴区，可以将人体的各个部位和器官与第二掌骨节侧的穴区相对应。这样一来，第二掌骨区域可以被看作以第二掌骨为脊柱位置的立体人体缩影。第二掌骨侧这一区域包含着人体各个部位的生理、病理信息，所以把这里的穴位命名为第二掌骨侧的全息穴位群。

（二）第二掌骨侧穴位定位

后头　食指掌指关节桡侧后凹陷处（相当于三间穴）。

臀点　食指掌骨与腕点之间桡侧端。

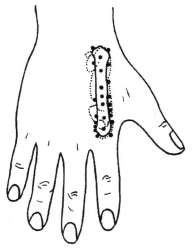

图6-10　第二掌骨侧穴位定位图

脾点　后头与脾点之间。（相当于合谷穴）

肺点　后头与脾点之间。

肝点　肺点与脾点之间。

心点　肺点与肝点之间。

颈点　后头与肺点之间。

肾点　脾点与臀点连线的上1/3处。

腰点　肾点与臀点之间。

前头　食指掌指关节尺侧后凹陷处。

口点　前头直上，平颈点（相当于手针颈项穴）。

鼻点　口点直下0.1寸处。

眼点　鼻点直下0.1寸处。

耳点　颈点与口点之间。

偏头　耳点直下，平眼点。

肩点　耳点直上，颈肺二点交叉处。

肘点　口点直上，平肺点。

手点　肘点直上，平肝点。

胆点　肩点直上，平肝点。

胃点　胆点直上，平脾点。

小肠点　胃点直上，脾肾两点交叉处。

大肠点　小肠点直上，肾腰两点交叉处。

膀胱点　大肠点直上，腰臀两点交叉处。

膝点　手点直下，平腰点（相当于手针腰痛点）。

足点　膝点直上，平臀点。

一般第二掌骨侧针的临床应用中多采用图6-7中的穴位，其更为简明和实用。图中所标的穴位点实际上代表着以该点为中心的一个小区域，从而这些穴位所对应的就不仅是某部位或器官，还包括处于同一横截面及邻近的其他部位或器官。

五、第二掌骨侧速诊法

（一）操作要点

以测患者右手第二掌骨侧为例，测试者与患者相对而坐或相对而立，测试者用右手托着患者右手。患者右手如松握鸡卵状，肌肉自然放松，虎口朝上，食指尖与拇指尖相距3cm。测试者用左手拇指尖在患者右手第二掌骨的拇指侧与第二掌骨平行处，紧靠第二掌骨且顺着第二掌骨长轴的方向轻轻来回按压可觉有一浅凹长槽。第二掌骨侧的穴位和穴区主要分布在此浅凹长槽，逐穴和逐区按压时测试者左手拇指尖须垂直于浅凹长槽的方向施压按压（图6-11），并略带以第二掌骨长轴为轴的顺时针揉的动作。

按照第二掌骨侧全息穴位或穴区的分布图，在第二掌骨侧从头穴到足穴或从头颈穴区到腹下、骶、腿足穴区，用拇指尖以大小适中且相等的压力顺序揉压一次（如果一次测试结果不明显可再重复揉压1~2次）。在揉压时注意观察患者的表情和询问患者在所揉穴位或穴区上的感觉。如果在揉压某穴或某穴区时，患者有明显的麻、胀、重、酸、痛等感觉，甚至随着按揉力度加大，患者会因不可忍受而发生躲闪、抽手等躲避反应，面部出现皱眉、咧嘴等表情，则称此穴为压痛点或称此穴区为压痛穴区。这种反应为压痛反应。反之，如果测患者左手，则测试者的左手托患者左手，用右手拇指尖以第二掌骨长轴为轴作反时针揉动。

关于在第二掌骨侧按压力的大小和方向，初学者可采取逆推法即先知道疾病部位，然后在患者的第二掌骨侧与疾病部位对应的穴位或穴区上进行按压，按压力的大小以病人出现躲避反应为宜。同时，与无病部位的无压痛反应作对照。这样反复体会，很快就会掌握按压力的大小和分寸。一般重病轻压即可出现压痛反应，略重压就会不可忍受；轻病略重压方可出现压

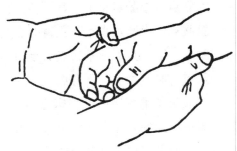

图6-11　第二掌骨按压方法

痛反应。

（二）诊断原则

1. 部位对应原则 如果某一穴位是压痛点或某一穴区中有压痛点则可推测此穴位或穴区所对应的身体部位有病。

2. 同侧对应原则 左手第二掌骨侧穴位或穴区压痛反应较右手同名穴位或穴区强，表明左侧病重或病在左侧；右手第二掌骨侧相应穴位或穴区压痛反应较左手同名穴位或穴区强，表明右侧病重或病在右侧。

3. 脏腑所主原则 与压痛点所在的穴位对应的脏腑密切相关的部位有病。例如，肺穴压痛除说明肺有病外，还可以推断相关的皮、鼻有病；肝穴压痛除说明肝有病外，还可以说明眼有病；肾穴压痛除说明肾有病外，还可以推断耳有病等。

另外，如果此穴或此穴区没有压痛点，则其所对应的相应部位无病。第二掌骨侧没有压痛点则表示全身无病。

（三）生物全息电图诊断仪和治疗仪

随着对全息生物学研究的不断深入，张颖清教授于1987年又发明了生物全息电图诊断仪，该仪器在第二掌骨侧扫描一次只需15秒钟，就可以大致诊断全身无疾病和患病的部位。生物全息治疗仪也随之问世，该仪器在人手第二掌骨侧或其他节肢的某一全息穴位上进行无创伤性的微小电刺激，就可以治疗全身相对应部位的多种疾病，并且无痛，无创伤，无任何副作用。生物全息电图诊断仪和治疗仪经临床实践，有较高的实用价值。

六、取穴方法

第二掌骨侧针法根据疾病部位来决定所需要针刺或按摩的穴位。所取穴位是非常敏感的压痛点，取穴原则遵循部位对应原则、同侧对应原则、脏腑所主对应原则、针少穴准原则。

（一）部位对应

取与疾病部位同名的第二掌骨侧的穴位进行针刺或按摩，或者在与疾病部位对应的第二掌骨侧的相应穴区中寻找最敏感的压痛点作为针刺或按摩穴位。

头部、眼、耳、鼻、口、牙、脑等部位的疾病，可以在第二掌骨侧穴区中的头区寻找最敏感的压痛点针刺或按摩。

颈项、甲状腺、咽、气管上段、食管上段等部位和疾病，可在第二掌骨侧穴区中的颈区寻找最敏感的压痛点针刺或按摩。

肩、上肢、肘、手、腕、气管、食管、肺上部等部位的疾病，可以在第二掌骨侧穴区中的肩、上肢区寻找最敏感的压痛点针刺或按摩。

肺、心、胸、乳腺、气管、支气管、食管、背等部位的疾病可以在第二掌骨侧穴区中的肺心胸背区寻找最敏感的压痛点针刺或按摩。

肝胆等部位的疾病，可以在第二掌骨侧穴区中的肝胆区寻找最敏感的压痛点针刺或按摩。

胃、脾、胰等部位的疾病，可以在第二掌骨侧穴区中的胃区寻找最敏感的压痛点针刺或按摩。

肾、十二指肠、腰、脐周、大肠、小肠等部位的疾病，可在第二掌骨侧穴区中的腰、肾、腹中区寻找最敏感的压痛点针刺或按摩。

下腹、乙状结肠、直肠、子宫、膀胱、阑尾、卵巢等部位的疾病，可在第二掌骨侧穴区图谱中的腹下区寻找最敏感的压痛点针刺或按摩。

骶、腿、膝、足、踝、睾丸、肛门等部位的疾病，可在第二掌骨侧穴区图谱中的骶、腿足区寻找最敏感的压痛点针刺或按摩。

在取穴时应把握第二掌骨节肢是一个以第二掌骨为脊柱位置的立体的小整体这一总原则，从而在一个穴区中寻找对应某一个疾病部位的最敏感的压痛点时，遵循"上取上，下取下；腹取腹，背取背；远取远，近取近"的原则。①上取上，下取下：在人体整体的某一区域中，疾病部位是在该区域偏上部的，则在第二掌骨侧的同名穴区中，最敏感的压痛点亦是在该区的偏上部，反之亦然。例如，十二指肠在整体的腹中区的偏上部，所以在第二掌骨侧对应于十二指肠最敏感的压痛点亦是在第二掌骨侧腰、腹中区的偏上部。②腹取腹，背取背：如果疾病部位在整体是处于脊柱的腹侧，如各种脏器，则在第二掌骨侧与疾病部位相对应的最敏感的压痛点亦在第二掌骨的腹侧，即掌心一侧；如果疾病部位在整体是处于脊柱的背侧，如背部表皮，则在第二掌骨侧与疾病部位相对应的最敏感的压痛点亦在第二掌骨的背侧。③远取远，近取近：如果疾病部位在整体上是处于脊柱的腹侧并远离脊柱的，如脐部，则在第二掌骨侧与疾病部位相对应的最敏感的压痛点亦在第二掌骨的腹侧并远离第二掌骨；如果疾病部位在整体上是处于脊柱的腹侧并靠近脊柱的，如肾脏，则在第二掌骨侧的与疾病部位相对应的最敏感的压痛点亦在第二掌骨的腹侧并靠近第二掌骨。

按照全息穴位图谱，第二掌骨侧被划分为6个穴区。但在取穴时要注意到，有的疾病部位，例如食管位于人体胸、腹区域，因此食管的病理反应区在第二掌骨侧亦是跨区的，从而可以在胸、腹等穴区内寻找最敏感的压痛点。所以在选穴时，始终要把握第二掌骨节肢是一个以第二掌骨为脊柱位置的立体的小整体这一总原则，宁失其区，不失其点，即宁可偏离穴区，也要选择最敏感的压痛点为针刺或按摩的穴位。

在最敏感的压痛点进针后，还要用针尖在穴区的不同深度以及不同方向仔细探寻，以找到最强针感即最强的麻、胀、重、酸感觉的点。

（二）同侧对应

在部位对应原则的基础上，还可以考虑遵循同侧对应原则，即取与患部处于同侧的第二掌骨侧的穴位。患部在左侧，取左手第二掌骨侧穴位；患部在右侧，则可取手第二掌骨侧穴位。

（三）脏腑所主对应

脏腑之间及脏腑与各个部位之间有着相关关系，中医学中的脏腑所主的相关规律也可以为第二掌骨侧疗法的选穴提供参考。

"心藏神"，"心者生之本……其华在面，其充在血脉"，心"在窍为舌"。所以，神智、血脉、舌的疾病可以考虑取第二掌骨侧心穴。

"肝藏血"，"肝主筋"，"肝者……其华在爪"，"肝开窍于目"，肝"主谋虑"。所以，血液、筋、目、精神的疾病可以考虑取第二掌骨侧肝穴。

"脾主身之肌肉"，"脾之合肉也，其荣唇也"。所以肌肉和口唇的疾病可以考虑取第二掌骨侧脾穴（与胃穴为同一穴）。

"肺主一身之皮毛"，"肺气通于鼻，肺和则鼻能知香臭矣"。所以，鼻、皮毛、牙齿（齿与毛在进化上同源，可以认为齿是坚硬的毛发）的疾病可以考虑取肺穴。

"肾气通于耳，肾和则能闻五音矣"。所以耳的疾病可以考虑取肾穴。

（四）针少穴准

以"针少穴准而得强针感"疗效较佳。根据张氏所提出的针刺疗法与针刺麻醉的生物泛控原理，人体是一个泛控系统，向这个系统从较少的方向输入强的信息，可以调动整体对这个信息的较强的反应，产生较强的泛作用，从而可以有较好的疗效。所以，一般用两根针在两手第二掌骨侧的同名穴位针刺，或者用一根针在单手第二掌骨侧的一个穴位上针刺，或在一次针刺的全过程中只用两根针或一根针。

七、适应证

第二掌骨侧疗法对如下疾病可以有疗效：神经症，面肌痉挛，结膜炎，神经性头痛，感冒，三叉神经痛，牙痛，失眠，面神经麻痹，落枕，颈椎病，梅尼埃病，肩周炎，神经衰弱，扁桃体炎，咽炎，嗜睡症，慢性口腔炎，神经性耳聋，鼻炎，颈淋巴肿痛，链霉素过敏性耳聋，癫痫，昏厥，气管炎，呃逆，荨麻疹，高血压，心绞痛，胸痛，肋间神经炎，乳腺炎，胆囊炎，心律失常，肝区痛，胆结石，胃痉挛，肠麻痹，胃溃疡，急慢性胃肠炎，腹泻，痢疾，糖尿病，急性腰扭伤，软组织损伤，扭挫伤，腰腿痛，急性腹痛，坐骨神经痛，运动中腹痛，骨瘤，肾炎，肾下垂，多发性神经炎，自主神经紊乱，偏瘫，风湿性关节炎，腰肌劳损，遗尿，遗精，痛经，闭经，月经不调，阴道炎，阴囊搔痒，癌性疼痛等。

通常针灸疗法的适应证亦为第二掌骨侧针法的适应证。第二掌骨侧针法对各种功能性疾病和疼痛通常有很好的疗效。

八、操作方法

1. **常规消毒**　针刺之前用指压法找准压痛点。用1寸30号毫针，在压痛点上沿着第二掌骨侧的桡侧面边缘刺入第二掌骨侧手心的一侧，垂直于平面的方向进针，针入压痛点8分。针入后如无强针感，则须将针尖稍许变换一下方向（不必拔出针），以探寻针感最强点。找到强针感点后，留针45分钟。其间每隔5~10分钟，略捻转提插数下，以保持针感。每天一次，7天为1疗程，疗程间休息2~3天。

2. 针刺反应　一般5~10分钟后，患者病变局部出现发热、汗出、舒服等感觉，但以出现热感为多。如肝区痛，针肝穴后，肝区有热感。此征象可为疗效较佳的讯号。

3. 配合按摩　在第二掌骨侧与疾病部位相关的穴位上按摩，也可收到较好疗效。按摩时，用拇指尖以穴位为圆心作小圆周运动或揉动，揉压要有力，以在深层组织有较强的酸、麻、胀、痛感为宜，每次按摩约3~6分钟。

九、注意事项

1. 注意严格消毒，防止感染。
2. 此法刺激较强，针刺前须向患者说明，以防晕针。
3. 取穴要准确。

十、全息律针法

（一）穴位分布的全息律

全身的任一节肢（短的指骨，长的股骨）都存在着与第二掌骨侧同样的穴位分布规律，并且每两个相连节肢的结合处总是对立的两极连在一起的。因主体可以划分为无数的横断面，从而每一节肢都可以有无数的对应点。

因为每一节肢都含着整体的全部信息，所以称这一穴位分布规律为穴位分布的全息律。

1. 人体任一节肢或任一相对独立的

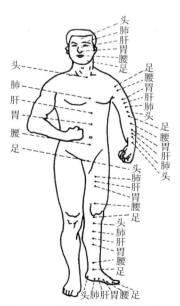

图6-12　穴位分布的全息示意图

部分的新穴，如果以整体上相关部位或器官（即能反映和治疗的部位或器官）的名称来命名，则新穴排列的结果，恰像是整体在这一部分的成比例的缩小。

2．在整个人体，每二节肢（或相对独立的部分）相连部位的新穴总是对应整体上相距最远的两极，如头穴与足穴。

有学者认为张颖清在第二掌骨仅取7个穴位的方法不能满足临床需求。于是，其在一节肢上划分三条线，五脏为一条线，六腑、四肢各为一条。三条线共定25个穴位。临床实践证明确实存在。也证实了全息律的论述。

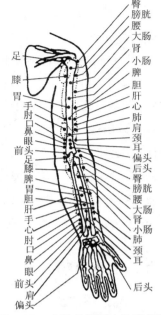

图6-13　上肢外侧面穴位定位图

（二）上肢外侧面穴位系统

后头　腕关节桡骨外侧凹陷处（相当于阳溪穴）。

臀点　在肘窝桡侧横纹点至肱骨外上髁之中点（相当于曲池穴）。

脾点　后头与臀点之间。

肺点　后头与脾点之间。

肝点　肺点与脾点之间。

心点　肺点与肝点之间。

肾点　脾点与臀点连线的1/3处（相当于下廉穴）。

腰点　肾点与臀点之间（相当于扭伤穴、手三里穴）。

前头　尺骨小头与三角骨之间的凹陷处（相当于阳谷穴）。

口点　前头直上1.5寸，平颈点。

鼻点　口点直下3分处。

眼点　口点十下6分处。

偏头　耳点直下平眼点。

颈点　后头与肺点之间。

耳点　口点与颈点之间。

肘点　口点直上，与肺点平行。

手点　肘点直上，与肝点平行。

肩点　耳点直上，肺点与颈点交叉处（相当于外关穴）。

胆点　手点与肝点之间。

胃点　胆点直上，与脾点平行。

小肠点　胃点直上，脾肾两点交叉处。

大肠点　小肠点直上，肾腰两点交叉处。

膀胱点　大肠点直上，腰臀两点交叉处。

膝点　手点直上，与腰点平行。

足点　膝点直上，与臀点平行。

（三）第五掌骨侧穴位系统

生物体每一对独立部分都是整体的、成比例的缩小。有人为了验证此论，选择了既非已被针灸医师沿用的作为诊疗方法的人体相对部位（如头、耳、足等），又非张颖清诊疗使用的第二掌骨侧，而是以第五掌骨为对象，在第五掌骨侧进行压痛诊断和针刺治疗。方法也是用术者的拇指（或食指）的指腹尖端，从第五掌骨侧的远端至近端，依次用同等压力按压，寻找压痛点。第五掌骨侧上的各穴位分布与第二掌骨的相同。掌指关节处为头穴，腕掌关节处为足穴。头足二穴连线的中点为胃穴，头胃二穴连线的中点为肺穴。肺胃二穴连线的中点为肝穴；胃足二穴连线分为三等分，中间的两个分点，在近胃穴端的一个为脐周穴，在近足穴端的为腰穴（图6-14）。在压痛点上施治（针刺），若无压痛点则在与疾病相关的位点上施治。

根据同一原理，又有人提出第四、五掌骨间也有类似的穴位系统。且对

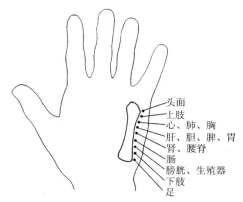

图6-14　第五掌骨侧穴位定位图

头面
上肢
心、肺、胸
肝、胆、脾、胃
肾、腰脊
肠
膀胱、生殖器
下肢
足

某些疾病有特殊疗效。这些都验证了生物全息律在人体是适用的。事实上，针灸学早已使用人体的某些相对独立的部分作为微针系统，即从相应的局部来治疗整体全身各部位的疾病。生物全息律运用于针灸学，则进一步扩大了微针系统的范围，并提供和阐明了原理。使过去所积累起来的运用于临床有实效的事实都得到了圆满的解释。

十二、临床应用

（一）临床研究

1. 第二掌骨侧速诊法

利用第二掌骨速诊法诊断2074例患者疾病，其中男性1067例，女性1007例，最小3岁，最大69岁。诊断准确者共计1939例，准确率为93.5%。（表6-3）〔张颖清．穴位分布的全息律及临床应用，上海中医杂志．1983（6）：46〕

表6-3　第二掌骨侧速诊法2074例表

穴位名称	准确例数	不准确例数	准确率（%）
头	116	9	92.8
颈	13	3	87.3
肺	401	23	94.6
肝	81	5	94.2
胃	554	40	93.3
脐周	25	1	96.2
腰	558	42	93
足（腿）	119	12	94.1
合计	1939	135	93.5

2. 第二掌骨侧针法治疗全身疾病

其中男性100例，女性45例，年龄最小者3岁，最大者69岁。痊愈92例，有效48例，无效5例，总有效率为96.6%。

疗效标准：痊愈：痊愈后无复发。有效：症状减轻，有进步；无效：疗效不显著。（表6-4）〔张颖清．穴位分布的全息律及临床应用．上海中医杂志，1983（6）：46〕

表6-4　第二掌骨侧治疗145例疗效分析表

疾病部位	痊愈	有效	无效	总有效率（%）
头	10	6	0	100
颈	2	0	0	100
肩（上肢）	3	2	0	100
肺（心胸背）	29	5	1	97.1
肝	5	6	1	91.7
胃	13	9	1	95.7
脐周（中腹）	9	5	0	100
腰（肾小腹）	14	12	1	96.3
足（下肢）	7	3	1	90.9
合计	92	48	5	96.6

3. 全息诊断测试

其中男774例，女936例，被测节肢为各较大节肢：第二掌骨侧、桡尺骨节肢、肱骨节肢、胫腓骨节肢、股骨节肢，部分病例还测了指骨节肢和其他掌骨节肢。准确率为92.3%。（表6-5）［张颖清. 穴位分布的全息律及临床应用. 上海中医杂志，1983（6）：46］

表6-5　全息诊断1710例统计表

穴位名称	准确例数	不准确例数	准确率（%）
头	92	9	91.1
颈	13	3	81.1
肩	9	0	100
肺	292	22	93
肝	56	5	91.8
胃	446	39	92
脐周	23	1	95.8
腰	473	40	92.2
足（腿）	175	12	93.6
合计	1579	131	92.3

4. 第五掌骨侧诊断和治疗

针刺1~2次后，总有效率为81%。［唐星. 针灸运用全息律验案介绍. 江苏中医杂志，1985（3）：8］

（二）典型病例

例1　胸闷

王某，女性，25岁，社员。1982年6月26日初诊。主诉：胸闷3天。胸部憋气，不能做深呼吸，仰卧，轻微咳嗽即牵引而痛。测其双手第二掌骨侧肺穴压痛，9点10分进针，胸部发热，9点50分起针，诸症消失。[张颖清. 穴位分布的全息律及临床应用. 上海中医杂志，1983（6）：46]

例2　肝炎肝区痛

殷某，男，55岁，医师。1980年始患肝炎，肝区持续疼痛，经常服用止痛片。1982年6月28日中，肝区疼痛加剧。在肝穴按摩5分钟后，疼痛消失。[张颖清. 穴位分布的全息律及临床应用. 上海中医杂志，1983（6）：46]

例3　鼻塞

董某，女，60岁。患感冒鼻塞3天。按压诊测得右手第五掌骨侧"头面穴点"有明显压痛，针刺之，中度刺激，留针5分钟，诸症消失。[唐星. 针灸运用全息律验案介绍. 江苏中医杂志，1985（3）：8]